Tala Mohaje

RELOAD

So füllst du dein Energiedepot wieder auf

52 Wochenimpulse für mehr Lebensfreude, Motivation und Selbstliebe

IRISIANA

Für Peter Käfferlein

1. Auflage

einem Unternehmen der Penguin Random House Verlagsgruppe GmbH,
Neumarkter Straße 28, 81673 München

Projektleitung und Lektorat: Inga Heckmann
Korrektorat: Susanne Schneider
Herstellung: Timo Wenda
Layout: Timo Wenda
Bildredaktion: Sabine Kestler
Bildnachweis: Icons: Adobe Stock / lovemask, djvstock, endstern, Li Li
Satz: Uhl + Massopust, Aalen
Coverdesign und Umschlaggestaltung: Jens Nink unter Verwendung von Motiven von
Adobe.stock: tomertu #544400412 und Icons: Adobe Stock / lovemask,
djvstock, endstern, Li Li, www.heynink.com
Druck und Bindung: CPI books GmbH, Leck
Printed in the EU

MIX
Papier | Fördert gute Waldnutzung
FSC® C083411
FSC www.fsc.org

Penguin Random House Verlagsgruppe FSC® N001967

ISBN 978-3-424-15445-0

Inhalt

DIE 52 WOCHENIMPULSE

Einleitung

Ein Workbook für mehr Energie

Liebe Leserinnen und liebe Leser,
erschöpft zu sein, ist für viele Menschen eine scheinbar »normale« Empfindung geworden. Kaum ein Tag vergeht, ohne dass wir uns angestrengt fühlen. Es ist, als ob wir uns mit Gummistiefeln durch zähen Schlamm hindurchkämpfen würden, unverbunden mit der Magie des Lebens. Es ist alles ein bisschen zu viel geworden und unser Nervenkostüm wird immer dünner. Je älter wir werden, desto häufiger machen wir die ernüchternde Erfahrung, dass unser Energiedepot nicht dauerhaft aufgeladen ist. Wir brauchen wirksame Erinnerungsstützen, um uns wieder mit uns selbst zu verbinden und aufzutanken. Wir brauchen anregende neue Blickwinkel, um unserer vermeintlichen Kraftlosigkeit etwas entgegenzusetzen.

Mit RELOAD habe ich in den vergangenen Monaten ein Lebenshilfe-Programm entwickelt, das es nun erstmals als Buch zur Selbstreflexion und Eigentherapie gibt. RELOAD soll dir helfen, dein Energiedepot zu füllen, sodass du wieder kraftvoll und gestärkt durchs Leben gehen kannst. Es soll dich durch das ganze Jahr hindurch begleiten – mit hilfreichen Fragestellungen und Impulsen und, wichtig: in deinem ganz eigenen Tempo! In deiner täglichen Routine liegt die Kraft. Dies wird dein Ja(hr) für dich.

Dieses Workbook verschafft dir Qualitätszeit. Du kannst zu jedem Zeitpunkt, an dem du das Gefühl hast, mehr Energie zu brauchen, in das RELOAD-Programm einsteigen. Ziel dieses Buches ist es auch, dir zu mehr emotionaler Freiheit zu verhelfen, dich zu unterstützen, dein Leben aktiv zu gestalten, deine Vitalität zu steigern und einen friedvollen Umgang mit dir selbst zu pflegen. Vor allem soll es dir helfen, destruktive Verhaltensmuster und Alltagsfallen zu erkennen und ihnen etwas Positives entgegenzusetzen. In Lebensphasen, in denen dein Körper geschwächt ist, in denen du dich schlapp und nicht leistungsfähig fühlst, ist dieses Buch ein Wegweiser, der dich durch deine Ursachenforschung leitet.

Was dir dieses Buch schenkt – manchmal auch abverlangt –, ist ganz einfach: Interesse an dir selbst. Es geht darum, dir Zeit und Aufmerksamkeit zu schenken. Wie viel Zeit du dir widmen willst, ist dir überlassen. 52 Wochenimpulse und dazugehörige Übungen, die einfach umsetzbar angelegt sind, begleiten dich durch deine Qualitätszeit. Je intensiver du dich mit den Fragen, Anregungen und Übungen beschäftigst, desto schneller wird sich dein Wissen festigen und manifestieren – und sich damit dein RELOAD einstellen.

Häufige Wiederholungen sind notwendig, um wirklich etwas in der Tiefe zu verändern. Wer erschöpft ist, kann oft nicht viel lesen oder bringt nicht die nötige Motivation für umfangreiche Übungen auf. Unsere Aufmerksamkeit nimmt schlichtweg ab, wenn wir unser Energiedepot ausgeschöpft haben. Deshalb lass dir Zeit mit den Antworten auf die Fragen dieses Buches, wiederhole Übungen, die dir guttun, und lass Übungen weg, die für dich nicht relevant sind. Unser Lerntempo schwankt pausenlos hin und her, das ist völlig normal. Mit den Impulsen lernst du Schritt für Schritt, dein theoretisches Wissen in die Alltagspraxis umzusetzen und das für dich richtige Tempo zu finden. Die Reihenfolge der Wochenimpulse ist nicht ausschlaggebend für den Erfolg, sondern lediglich ein Vorschlag von mir. Fühle dich frei, ganz nach Belieben einen Wochenimpuls herauszusuchen und mit ihm zu arbeiten.

Die einzige Voraussetzung, um Veränderungen herbeizuführen, ist, geduldig und dranzubleiben! Nur durch Kontinuität kehrt deine Kraft wieder zurück und nützliche Gewohnheiten automatisieren sich. Manche Übungen und Fragen werden dich herausfordern. Das ist gut so und auch gewollt. Echte Veränderungen kannst du nicht herbeiführen, ohne deine Komfortzone zu verlassen. Neues zu entdecken, bedeutet, gewohntes Terrain hinter dir zu lassen und in unbekannte Regionen aufzubrechen. Genieße diese Zeit und dieses Abenteuer mit dir.

AUFBAU DER WOCHENIMPULSE – DAS RELOAD-PROGRAMM

Worum es in der Woche geht

Jeder Wochenimpuls beginnt mit einem Text zur Kontemplation und erklärt dir, was das Ziel dieser Woche ist.

Mein Wochencheck

Im Wochencheck findest du hilfreiche Fragen. Sie dienen als eine Art Bestandsaufnahme, mit deren Hilfe du herausfinden kannst, wie du innerlich zu dem Thema der Woche stehst.

Der Wochenimpuls

Anschließend folgt der Wochenimpuls, der als Anregung zu verstehen ist. Du kannst die Übungen in deinen Alltag integrieren.

Tipps für den Alltag

Hier findest du weitere praktische Hinweise zur Umsetzung der Wochenimpulse. Ich habe hier möglichst viele Tipps zusammengestellt, sodass du dir diejenigen aussuchen kannst, die für dich am besten passen.

Mein Wochenfazit

Das Wochenfazit dient als Erinnerungsstütze, wie du die Woche erlebt hast.

Affirmationen

Am Ende jeder Woche stehen zwei positiv formulierte Sätze, die dir helfen, mit mehr Energie und Freude durch die Woche zu gehen. Versuche, sie schon morgens nach dem Aufstehen laut auszusprechen, und spüre nach, was dabei mit dir geschieht.

Monatsresümee

Nach vier Wochen kannst du zurückblicken: Hier hast du Platz für Gedanken und Notizen zu den Themen des letzten Monats.

ENERGIE RELOADEN

Woraus besteht unsere Lebensenergie und gibt es eine Quelle? Fakt ist, dass Energie immer einen Ursprung hat, doch wo ist ihre Quelle in uns? Die Beschäftigung mit der Lebenskraft ist die Beschäftigung mit dem Mysterium vom Leben und Sterben. Wir leben in einer Welt, in der alles in Bewegung ist, entsteht und vergeht, in der letztlich alles aus Energie besteht. Energie und Materie (physikalisch: Masse) sind äquivalent und können sich von einer Form in die andere umwandeln. Paradoxerweise ist unsere Lebensenergie mit keinem technischen Gerät der Welt messbar, in unserem Körper aber sehr gut fühlbar. Mit der Liebe verhält es sich ganz ähnlich: Was Liebe ist, kann kein Elektronenmikroskop dieser Welt sichtbar machen – dennoch erfahren wir sie als etwas sehr Reales.

Die Grundlage unserer Lebendigkeit

Wenn die Liebe das Grundgesetz des Lebens ist, dann ist Lebensenergie unser Motor. Lebensenergie wirkt wie ein Motor, der unseren Lebensfluss in Bewegung bringt. In der fernöstlichen Medizin lernen wir viel über den Begriff der Lebenskraft oder -energie. So wird die Lebenskraft von den Yogis als *Prana* beschrieben, die traditionelle chinesische Medizin (TCM) bezeichnet sie als *Chi* und die japanische Medizin nennt sie *Ki*. Im Hinduismus und im Yoga gibt es darüber hinaus die Chakren: Energiezentren, die auf der feinstofflichen Ebene des Körpers existieren, Energieflüsse aufnehmen und Lebensenergie speichern können.

Unsere Lebenskraft kann übersprudeln, dann fühlen wir uns vital und sind voller Tatendrang. Tröpfelt sie dagegen nur vor sich hin, anstatt zu fließen, erleben wir uns als müde oder ausgelaugt. Stagniert unsere Lebenskraft, kommt es zu Krankheit oder Tod. Je energiezehrender wir mit uns umgehen, desto geschwächter ist unsere Vitalkraft. Idealerweise sollte die Energie sanft und harmonisch in uns zirkulieren. Fließt sie zu langsam oder zu schnell, gerät unser Körper aus dem Gleichgewicht. Diese Lebenskraft zeichnet außerdem aus, dass sie nie trennend wirkt, sondern immer verbindend. So wie der Ozean mit Ebbe und Flut vertraut ist, Tag und Nacht sich abwechseln und Werden und Vergehen ineinander übergehen, erinnert sie uns an die verbundene Einheit von allem mit allem.

Die spirituellen Energiegesetze

Gehen wir von der Annahme aus, dass die Lebenskraft die Grundlage unserer Lebendigkeit ist, dann ist sie für den Erhalt unserer körperlichen Funktionen von erheblicher Bedeutung. Deshalb ist es so wichtig, unser Energiedepot zu pflegen, zu hüten, zu nähren und zu reloaden. Es bildet das Fundament für geistige Flexibilität, Leistungsfähigkeit, Durchsetzungsvermögen, Vitalität und Lebensfreude. Kommen wir mit dieser Kraft in Berührung, fühlen wir uns harmonisiert. Du kennst dieses Gefühl sicherlich: Wenn du viel gearbeitet hast oder zu sehr routinierten Abläufen gefolgt bist, kommt unweigerlich das Gefühl auf, dass sich etwas in dir wieder aufladen möchte. Machst du schließlich Urlaub oder brichst auf andere Art bewusst aus der Routine aus, so regeneriert sich die Lebenskraft und du fühlst dich ausgeglichener und kraftvoller.

Unsere Lebensenergie kann aber auch durch unser Verhalten angereichert werden. Aus spiritueller Sicht gibt es zwei einfache Gesetze, wie wir Energie erhalten und sie lenken können.

Erstes Gesetz: Wann immer deine Taten und Handlungen in Übereinstimmung mit deinem Potenzial und dem Universum sind, wird dir die dafür erforderliche Energie bereitgestellt und deine Lebenskraft fließt.

Wenn deine Handlungen dagegen nicht aus deiner wahren Quelle fließen und stattdessen erzwungen werden, erschöpft sich deine Energie. Sobald du anfängst, dein Leben in eine Richtung zu zwingen, die deiner Natur widerspricht, wird deine Energie schwinden. Auf lange Sicht führt dies zu einer allgemeinen Erschöpfung und sogar zum schnelleren Altern. Somit ist es wichtig, dir selbst grundlegende Fragen zu stellen: Was interessiert dich? Was zeichnet deine Persönlichkeit aus? Welche Hobbys pflegst du? Bist du deinen Werten und Idealen treu? Wenn wir beispielsweise eine Tätigkeit ausüben, die uns nicht motiviert oder bei der jede Begeisterung durch zu hohe Anforderungen geschwächt wird, so hat dies Auswirkungen auf unsere Lebenskraft – sie nimmt ab!

Zweites Gesetz: Energie folgt deiner Aufmerksamkeit.
Alles, was wir erleben, hat einen Effekt auf uns und formt den Fluss unserer Energie. Jeder Gedanke, jedes Gefühl, jede Erfahrung und jeder Reiz beeinflussen unsere Vitalität. Es ist also energetisch wichtig, auf die Qualität unserer Gedanken und Gefühle zu achten. Jede Form von Achtsamkeitstraining hilft uns, unsere Lebensenergie zu lenken.

Extreme rauben Energie

Unsere Lebenskraft ist genauso endlich wie das Leben selbst. Jeder Mensch kommt mit einem gewissen Depot an Energie zur Welt. Jeder Mensch ist einzigartig, und abhängig von unserer genetischen Disposition variiert diese Energiemenge. Wir können keine verbrauchte Energie zurückbekommen, ohne durch unsere gesunde Lebensweise etwas für unseren Körper und Geist zu tun. Je mehr wir für unseren Körper und damit für unser Energiedepot tun, desto mehr Vitalität erhalten wir. Verbrauchen wir dagegen alles, ist unser Depot leer. Verbrauchen wir mehr, als wir ihm zurückgeben, dann rauben wir etwas von unserer Lebenskraft. Wird unser Depot stets auf Sparflamme gehalten, dann bewegt sich nicht mehr viel. Deshalb ist es so wichtig, unser Energiedepot niemals ganz ausbrennen zu lassen. Gehen wir davon aus, dass die Lebenskraft eine ausgleichende Energie ist, dann wird sie durch alle Extremzustände geschwächt. Jede Form von Übertreibung, Rastlosigkeit, getriebener Suche, Hyperaktivität, ständigem Hantieren, Kontrolle oder Atemlosigkeit vermindern die Lebenskraft.

Die Lebenskraft erinnert uns immer wieder an das Maß der Dinge. Wobei es nicht darum geht, enthaltsam oder sparsam mit uns selbst zu sein. Wenn wir aber sehr beschäftigt sind, viel von unserer Energie nach außen fließt, brauchen wir einen ausgleichenden Gegenpol. Das kann Meditation sein, sinnfreies Schlendern oder einfaches Nichtstun. Die Ausgewogenheit ist wichtig, und zwar in beide Richtungen. Nicht nur zu viel Aktivität schwächt, sondern auch zu viel Passivität. Wir sollten uns in der

Mitte einpendeln, uns also in Einhaltung des Gleichgewichts üben, damit wir nicht von einem Extrem ins andere fallen. Das Wunderbare ist, dass wir Extremschwankungen durch eine achtsame Lebensführung wieder ausgleichen können. Allerdings brauchen wir trotzdem Zeit und Übung, um eine gesunde Balance zwischen Aktivität und Passivität zu finden.

Das Nerventeam Sympathikus und Parasympathikus

Kaum ein anderes Körpersystem wirkt mehr auf deinen Energiehaushalt ein als das vegetative Nervensystem. Die beiden wichtigsten Teile des vegetativen Nervensystems sind der Sympathikus und der Parasympathikus, die als Gegenspieler wirken: Bei Stress arbeitet der Sympathikus auf Hochtouren und schüttet die Hormone Adrenalin, Noradrenalin und Cortisol aus. Sie lassen uns aktiv werden und bereiten uns auf körperliche sowie geistige Hochleistungen vor. Das Problem ist allerdings, dass wir uns in unserer lauten und schnelllebigen Zeit im Dauerstress befinden und dadurch der Sympathikus das Nervensystem überaktiviert. Die Fülle der Reize, denen wir täglich mit einer zu hohen Geschwindigkeit ausgesetzt sind, schwächen unser Körpersystem. Wir bauen Stress nicht mehr ab, und dieser setzt sich stattdessen in unserem Körper fest. Das zeigt sich zum Beispiel in Verspannungen und Schmerzen im Nacken, entlang der Wirbelsäule oder durch unruhigen Schlaf. Darüber hinaus entzieht die Fülle der Reize unserem Energiefeld Lebenskraft für notwendige Regenerations- und Reparaturarbeiten, die wir durch spezielle Entspannungstechniken erzielen können.

Allerdings ist Entspannung eine der am meisten fehlenden Qualitäten unserer heutigen Zivilisation. Unser Nervensystem verfügt jedoch über den oben genannten perfekten Mechanismus, um aus dieser Stressspirale auszusteigen, einen Mechanismus, den wir aktiv unterstützen können: Als Gegenspieler des aktivierenden Sympathikus lässt uns der Parasympathikus wieder entschleunigen und entspannen. Er sorgt dafür, dass wir nach all dem Stress regenerieren und neue Energien tanken können. Genau hier setzt dieses Workbook an. Mit *RELOAD* möchte ich dir helfen, deinen Parasympathikus zu stärken. Sobald sich Sympathikus und

Parasympathikus im Gleichgewicht befinden, erkennen wir unsere psychischen und physischen Grenzen und können rechtzeitig gegensteuern, um langfristig die Balance aufrechtzuerhalten. Unser Parasympathikus benötigt unsere Unterstützung.

DIE GROSSE ERSCHÖPFUNG

Wir alle kennen diese Tage, an denen wir nicht nur aus der Selbstfürsorge fallen, sondern sogar selbstzerstörerisch handeln. Dies passiert immer dann, wenn wir erschöpft sind, uns überfordert fühlen und das Gefühl haben, keine Energie mehr für die anstehenden Aufgaben zu haben. Unsere Gedanken kreisen um Sätze wie »Ich schaffe es einfach nicht mehr«, »Ich bin lustlos«, »Mir sind selbst private Verabredungen zu viel«. Kurzum: Alles prasselt auf uns herein. Krisen in der Familie, Stress im Job – und von den Nachrichten ganz zu schweigen. Von überallher kommen nur noch frustrierende Meldungen. In der Erschöpfung fällt es uns fatalerweise viel schwerer, liebevoll mit uns selbst zu bleiben. So geraten wir schnell in eine Abwärtsspirale negativer Bewertungen und Selbstzweifel. Wir blockieren unsere Kraft und damit uns selbst. Das Resultat ist, dass wir noch weniger motiviert und hilflos sind angesichts unserer Kraftlosigkeit. Wir fühlen uns von unserer Kraft und Kreativität abgeschnitten und geraten in eine sich selbst verstärkende Rückkopplungsschleife, die es zu durchbrechen gilt.

Die vier Lebensbereiche

Unser Körper ist die Enzyklopädie unseres Lebens. Keine Erfahrung und keine Erinnerung gehen in ihm verloren, und fast alle Erfahrungen haben Einfluss auf unseren Körper. Er ist der Kompass unserer Seele. Er ist anpassungs- und strapazierfähig und es ist erstaunlich, was unser Körper alles aushalten kann, ohne zu kapitulieren: Süchte, Stress, belastende Nahrungsmittel, Medikamente oder entfremdete Lebensbedingungen. Er funktioniert trotz all dieser negativen Faktoren, weil unser Körper ein wahres Wunderwerk ist.

Wir verlieren in bestimmten Situationen und Lebensumständen unsere Energie, in Bereichen, die unser Leben nachhaltig beeinflussen. Dies sind die vier Lebensbereiche, denen wir uns in den 52 Wochenimpulsen immer wieder abwechselnd widmen werden. Sie sind bei den Impulsen und im Inhaltsverzeichnis jeweils mit einem Symbol gekennzeichnet. So siehst du auf einen Blick, mit welchem Bereich die Wochenimpulse verknüpft sind:

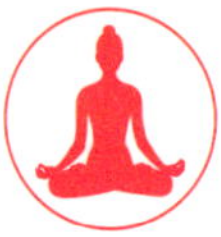

Körper und Seele

Liebe und Beziehung

Geld und Beruf

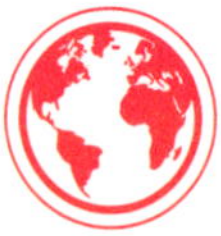

Umfeld und Umwelt

Diese vier Lebensbereiche formen unsere Energie im positiven wie im negativen Sinne. Das eigentliche Problem ist, dass wir, anstatt uns ganzheitlich zu betrachten, nur Teilbereiche ansehen, wenn es um unser Wohlergehen geht. Kraftlosigkeit ist weit mehr als nur ein Problem der Körperfunktion und des Stoffwechsels. Probleme im Privatleben, Stress im Beruf, intensive Arbeitsphasen und langwierige Infektionen wirken auf uns genauso ein wie ein Nährstoffmangel. Deshalb ist es zunächst einmal wichtig zu identifizieren, was uns die Kraft raubt, das heißt, wir müssen zunächst lernen, bewusster zu denken. Als Erstes sollten wir die Trennung zwischen den Körperprozessen und den psychischen Bedürfnissen

verwerfen – Körper und Psyche sind nicht voneinander trennbar. Wenn wir an unserem Körper arbeiten, hat das Auswirkungen auf unsere Psyche. Andersherum hat unsere psychische Verfassung ebenfalls Auswirkungen auf unseren Körper. Darüber hinaus haben unsere Umwelt, die Jahreszeiten, unsere ererbte Konstitution sowie unser politisches und gesellschaftliches Umfeld Einfluss auf unser Energiedepot. Daraus ergibt sich:
Wir sind, was wir essen. Wir sind unsere Beweglichkeit. Wir sind, was wir tun. Wir sind, was wir denken. Wir sind, was wir erfahren. All dies formt unser Leben.

Um wieder in unsere Kraft zu kommen, sollten wir unsere Aufmerksamkeit und Selbstreflexion auf die oben genannten vier wichtigen Lebensbereiche ausweiten. So erlernen wir einen ganzheitlichen Blick auf unsere Bedürfnisse.

Wie gehen wir mit den Bedürfnissen unseres Körpers um?
Unser Körper ist ein Wunderwerk im ständigen Wandel. Rund 200 Milliarden Zellen werden jeden Tag in uns erneuert. Wir wissen viel, wenn es um unsere Gesundheit geht, doch wir handeln sehr selten danach. Wir haben also kein Erkenntnisproblem, sondern ein erhebliches Umsetzungsproblem. Unser Lebensstil beeinflusst unseren Körper an jedem einzelnen Tag: Die Grundpfeiler einer gesunden Lebensführung bilden eine nährstoffreiche, antientzündliche Ernährung, erholsamer Schlaf, gutes Stressmanagement, viel Bewegung und die Vermeidung toxischer Substanzen. Das lässt sich leicht runterschreiben, doch die Umsetzung in unserem Alltag ist schwierig, denn zwischen der gut gemeinten Theorie und der praktischen Umsetzung im Alltag liegt oft eine tiefe Kluft. Genau dort setzen die 52 Wochenimpulse an. Sie werden dir helfen, dein Wissen über dich selbst zu erweitern und dies in die Tat umzusetzen. Wenn du dich auf die Wochenimpulse dieses Buches einlässt, lädst du dein Energiedepot effektiv und nachhaltig immer wieder von Neuem auf.

Let's RELOAD!

1. WOCHENIMPULS

ENERGIEQUELLEN

Ziel der Woche: Ich baue Ruhepausen ein.

WORUM ES IN DIESER WOCHE GEHT

Neigen wir zu einem schlechten Gewissen, wenn wir nicht einwandfrei funktionieren, setzen wir uns der Gefahr aus, früher oder später erschöpft zu sein. Die Gründe, warum wir uns unter Druck setzen und glauben, funktionieren zu müssen, sind vielfältig. Wir wollen beispielsweise allem und jedem gerecht werden und fühlen uns für so vieles verantwortlich. Hinzu kommt die Frage nach der Selbstbestimmung: Kann ich mein Leben selbst gestalten oder reagiere ich vorwiegend fremdbestimmt auf meine Umwelt, zum Beispiel im Berufsleben oder den überkommenen Familienstrukturen? Wenn unser Energiepegel aufgrund der genannten Ursachen sinkt, erreichen wir irgendwann unsere Belastungsgrenze. Dann leiden wir an Schlafstörungen, sind gereizt, haben Heißhunger statt Appetit, fühlen uns morgens (trotz ausreichend Schlaf) nicht erholt, lachen weniger. All das sind untrügliche Zeichen dafür, dass wir die Notbremse ziehen sollten und uns eingestehen müssen, dass wir Erholung brauchen. Dauerhafte Überanstrengung als Lebensbegleiter ist kein wünschenswerter Zustand. Wir müssen auf die Warnsignale unseres Körpers hören, damit wir nicht krank werden. Dafür ist es besonders wichtig, dass wir den Bezug zu unseren körperlichen Bedürfnissen nicht verlieren. Wir müssen uns in unserem Körper wieder beheimaten. Fühlen wir uns mit unserem Körper verbunden, können wir Schritt für Schritt lernen, für Erholung zu sorgen und unser Energiedepot aufzuladen.

Die Atmung ist eine wichtige Stütze, wenn es darum geht, die Verbindung zu unserem Körper herzustellen. Atmen ist Leben. Indem wir unsere Atmung bewusst wahrnehmen, können wir unsere Lebensenergie positiv beeinflussen. Techniken wie die tiefe Bauchatmung stimulieren die Durchblutung unserer Organe. Wir atmen häufig zu flach oder sogar falsch, wodurch die Energie nicht optimal in und durch unseren Körper fließen kann. Richtiges Atmen ist das Fundament jeder Erholung, insbesondere das tiefe Ausatmen stärkt unseren ganzen Organismus durch seine parasympathische Wirkung – so sinken beispielsweise der Blutdruck und der Puls. Die sogenannte Zwerchfellatmung, eine Form der tiefen Bauchatmung – siehe die folgende Übung –, ist eine wunderbare Unterstützung für unser Nervensystem sowie für wichtige Hormondrüsen wie die Hypophyse und die Nebennieren. Innerhalb kurzer Zeit reduzieren wir durch die richtige Atmung Stress und können unser Energiedepot bewusst regulieren.

MEIN WOCHENCHECK

Bevor es losgeht, beantworte dir die folgenden Fragen:

Wie sehr stehe ich unter Leistungs- und Zeitdruck?

....

....

Wie fühle ich mich, wenn ich mal nur an mich denke?

....

....

Warum fällt es mir schwer, mir und meinem Körper etwas Gutes zu tun?

....

....

Bei welcher Tätigkeit verliere ich viel Energie?

....

....

DER WOCHENIMPULS

Diese Woche geht es darum, Pausen auch wirklich als Pausen zu nutzen und dir Auszeiten von Arbeit und Alltag zu nehmen. Da das Pausenmachen gelernt sein will, fang mit 15 Minuten am Tag an und steigere diese Zeit im Laufe der Woche nach Belieben. Schalte währenddessen bewusst den Computer aus und leg das Smartphone weg. Nutze diese tägliche Pause dazu, etwas zu tun, das deinen Körper mit einbezieht. Vielleicht gehst du an die frische Luft, legst dich hin oder machst ein paar entspannende Körperübungen. Insbesondere die Zwerchfellatmung wird dich darin unterstützen, dass dich diese Pause erfrischt.

Basisübung Zwerchfellatmung

Setze oder lege dich an einen ruhigen Ort.
Lege beide Hände auf deinen Bauch.
Richte deinen Blick geradeaus oder schließe deine Augen.
Atme langsam durch die Nase ein. Lasse die Luft in deinen Bauch strömen, sodass er sich beim Einatmen nach außen wölbt.
Spüre, wie die Bauchdecke deine Hände sanft nach vorn schiebt.
Mache nach der Einatmung eine kurze Pause und atme danach langsam durch die Nase wieder aus, der Bauch zieht sich in Richtung Wirbelsäule zurück.
Mache eine kurze Pause.
Wiederhole diesen Atemrhythmus zehn Mal.
Es kann sein, dass dir anfangs etwas schwindlig wird, wenn dein Körper nicht gewohnt ist, so viel Sauerstoff aufzunehmen. Je öfter du übst, desto einfacher wird es, tief zu atmen. Diese Basisübung sollest du in dieser Woche so oft wie möglich durchführen.

TIPPS FÜR DEN ALLTAG

- Reibe kräftig an deinen Ohrläppchen, da sich in ihnen Reflexzonen befinden. Dies regt die Durchblutung und so deine Energie an.
- Reibe deine Hände kräftig aneinander, bis sie warm werden, und lege deine Hände leicht auf dein Gesicht. Entspanne deinen Kiefer.
- Trinke Wasser mit Zitronensaft. Dies erfrischt und regt Verdauung und Stoffwechsel an.

- Mache Wechselbäder an Unterarmen oder Wadenbeinen. Das fördert die Durchblutung und unterstützt dein Immunsystem.
- Dusche kalt, das kurbelt den Stoffwechsel an.
- Drücke mit Daumen und Zeigefinger sanft auf dein Nasenbein und massiere diesen Bereich. Dies entspannt die Augen und regt den Parasympathikus an.
- Atme tief ein, halte vier Sekunden den Atem an und atme dann kräftig aus (circa 15-mal wiederholen). Diese Atemtechnik beruhigt.
- Schüttle und klopfe deinen Körper aus oder mache Dehnübungen.
- Lass Licht und frische Luft in dein Zimmer.
- Lass Süßgetränke weg, da Zucker dir auf längere Sicht mehr Energie raubt als liefert.
- Reduziere deinen Kaffeekonsum, da zu viel Koffein nervös macht und deinen Schlaf beeinträchtigt.

MEIN WOCHENFAZIT

Was ist mir diese Woche gut gelungen?

....

....

Was kann ich in die nächste Woche mitnehmen?

....

....

Wofür bin ich diese Woche dankbar?

....

....

AFFIRMATIONEN

Ich darf mich ausruhen.
Entschleunigung tut mir gut.

2. WOCHENIMPULS

BEWEGUNG

Ziel der Woche: Ich bewege mich.

WORUM ES IN DIESER WOCHE GEHT

Wenn wir wirklich an die Wurzel unserer Kraftlosigkeit kommen wollen, dann brauchen wir Beweglichkeit. Ohne Bewegung gibt es keine Veränderung. Wir sitzen den Großteil des Tages im Büro, abends auf dem Sofa, zu den Mahlzeiten am Esstisch und/oder verbringen viel Zeit im Auto. Die Folge ist, dass unser Körper steif wird und schmerzt. Rückenschmerzen, Arthrose sowie muskuläre Verhärtungen und Verspannungen sind oft die Folge von Bewegungsmangel. Mache dir klar, wie entscheidend Bewegung für deinen Körper und letztlich deine Gesundheit ist. Bewegung regt deinen Körper und seine Systeme an – die Muskulatur, der Stoffwechsel, das Hormonsystem, der Lymphfluss und das Herz-Kreislauf-System beginnen besser zu arbeiten, das Immunsystem wird gestärkt und die Organe werden unterstützt. Hinzu kommt, dass unsere Muskulatur beansprucht werden will, sonst fühlt sie sich nutzlos und baut ab. Wenn du also wirklich etwas für deinen Körper tun möchtest, kommst du nicht darum herum, dich zu bewegen. Bedenke: Bewegung beginnt im Kopf. Stelle dir genau vor, wie du durch Bewegung etwas in deinem Körper veränderst. Dein Körper fühlt sich fit und gesund an – dein Energielevel steigt. Diese Vorstellung ist dein Anker und deine Motivation.

Merke dir: Beweglich zu werden und zu bleiben, ist eine Entscheidung, die nur du selbst treffen kannst. Es ist dein Körper und du entscheidest dich für dich! Was dein Maß an Bewegung betrifft, bist du ganz auf dich selbst zurückgeworfen, niemand kann es für dich tun. Wenn du dich bewegst, wird ein tiefes Körperempfinden zu dir zurückkommen und irgendwann wird es dir nicht nur leichter fallen, sondern du wirst sogar Freude an der Bewegung haben. Und sehr wichtig, damit du motiviert bleibst: Bewegung sollte ohne viel Aufwand möglich sein.

MEIN WOCHENCHECK

Bevor es losgeht, beantworte für dich die folgenden Fragen:

Was bringt mich dazu, mich zu bewegen?

....

....

....

Wie lang und wie viel bewege ich mich am Tag?

....

....

....

Bei welchen Gelegenheiten drücke ich mich vor Bewegung?

....

....

....

Welche Bewegung macht mir Spaß?

....

....

....

Wie und wann kann ich Bewegung in meinen Alltag einbauen?

....

....

....

DER WOCHENIMPULS

Baue diese Woche bewusst mehr Bewegung in deinen Alltag ein. Überanstrenge dich nicht, aber unterfordere dich auch nicht. Sei kreativ und finde Bewegungen, die leicht für dich umzusetzen sind. Die Devise ist: einfach machen!

Mache, wann immer es dir möglich ist, diese Übung:

Drei Minuten Körperschütteln

Mache es dir in dieser Übung einfach: Zähle die 30 und 60 Sekunden jeweils innerlich mit. Du brauchst keine Stoppuhr dafür.
Stelle deine Füße schulterbreit auseinander, die Knie sollten nicht durchgedrückt sein. Entspanne deinen Kiefer.
Schüttle jeweils 30 Sekunden kräftig deine Körperteile in dieser Reihenfolge:

- das rechte Bein
- das linke Bein
- den rechten Arm
- den linken Arm

Anschließend schüttelst du deinen ganzen Körper für eine Minute. Spüre nach, atme und schenke dir ein Lächeln.
Falls du dich etwas wackelig auf den Beinen fühlst, stelle dich zum Abstützen in einen Türrahmen.

TIPPS FÜR DEN ALLTAG

- Wenn du im Homeoffice arbeitest, schaffe dir einen Arbeitsweg, indem du vor oder nach der Arbeit einmal um den Block gehst.
- Tausche dein Auto, wann immer es möglich ist, gegen dein Fahrrad.
- Lasse dir nichts bringen, sondern steh auf und hole es dir – verpasse keinen Schritt.
- Nimm die Treppen und nicht den Fahrstuhl – jede Treppe erhöht dein Energielevel.
- Gehe mindestens 15 Minuten am Tag an die frische Luft.
- Telefoniere im Stehen – so bist du vitaler und hast mehr Ausstrahlung.

- Tanze zu deinem Lieblingslied und genieße es – einfach nur so für dich.
- Spanne beim Stehen an der Ampel deine Gesäßmuskulatur an.
- Nutze Pausen für Bewegung.
- Parke nicht direkt neben den Einkaufswagen.
- Wenn du morgens aufwachst und dir Gedanken machst, ob du walken gehen sollst oder nicht, dann wirst du mit ziemlicher Sicherheit nicht walken. Trickse dich aus: Bevor du darüber nachdenkst, musst du schon in deinen Sportschuhen sein. Sie sollten also sichtbar bereitliegen.

MEIN WOCHENFAZIT

Was ist mir diese Woche gut gelungen?

....

....

....

Was kann ich in die nächste Woche mitnehmen?

....

....

....

Wofür bin ich diese Woche dankbar?

....

....

....

AFFIRMATIONEN

Ich bin beweglich.
Bewegung gibt mir Energie.

3. WOCHENIMPULS

AFFIRMATION

Ziel der Woche: Ich stelle mir hilfreiche Fragen.

WORUM ES IN DIESER WOCHE GEHT

Am Anfang jedes Wochenimpulses stehen positiv formulierte Glaubenssätze, die sogenannten Affirmationen, die wir uns täglich mehrfach aufsagen oder auch aufschreiben können. Diese Form der Autosuggestion durch Affirmationen ist wichtig, da wir uns nicht verändern können, ohne positiv über uns selbst oder den Verlauf einer Entwicklung zu denken. Wenn wir mit einem Aspekt unseres Lebens unzufrieden sind und uns Veränderung wünschen, dann sollten wir zuerst reflektieren, wie wir über uns denken. Wer langfristig zufrieden sein möchte, braucht eine kontinuierliche Praxis der Selbstreflexion. Wie denke ich über mich? Was ist meine Überzeugung mir gegenüber? Beispiele für positive Affirmationen können sein: *Ich bin wertvoll. Ich bin kraftvoll. Ich bin gesund.*

Positive Affirmationen sind ein bekanntes Werkzeug, um bestehende negative Glaubenssätze zu verändern. Sie helfen, uns zu motivieren und Gedanken umzuprogrammieren. Durch die Bekräftigung der positiven Aussagen bekommen wir einen anderen Blickwinkel auf uns. Insbesondere wenn wir blockierende und negative Glaubenssätze aus der Kindheit in uns verankert tragen. Die große Herausforderung ist allerdings, dass es uns oft schwerfällt, die Schönheit dieser positiv formulierten Sätze einfach anzunehmen. In den meisten Fällen prallt jeder noch so schöne Satz über uns selbst von uns ab. Wir glauben oder vertrauen ihm nicht! »Du bist schön, vital und wertvoll.« Wir schreiben diesen Satz auf, aber fühlen uns nicht verbunden mit dieser Aussage – wir zweifeln sie an. Das kommt daher, dass wir viel stärker durch negative als durch positive Glaubenssätze geprägt worden sind. Zu tief waren die Verwundungen und Prägungen unserer Kindheitsjahre und in unserem sozialen Umfeld. Nicht selten folgt deswegen auf eine positive Affirmation eine negative Stimme oder Ablehnung, die sagt: »So ein Quatsch, bilde dir nicht zu viel auf dich ein.« Wenn solche Aussagen in uns aufkeimen, können wir uns sicher sein, dass diese Stimme von außen zu uns gekommen ist, diese Bewertung wurde uns eingeredet. Kein Kind kommt von selbst auf die Idee zu sagen: »Ich bin es nicht wert, geliebt zu werden!«, »Das habe ich nicht verdient« oder »Ich bin zu viel«. Sobald wir einen Widerstand bei einer positiven Affirmation verspüren, können wir mit dem weniger bekannten Tool der *Afformation* arbeiten. Eine Afformation ist eine positiv formulierte Frage, die auf dem Istzustand basiert und die es unserem Unterbewusstsein ermöglicht, eine hilfreiche Antwort zu finden. Das funktioniert ganz einfach: Wir wandeln den Affirmationssatz in eine sogenannte W-Frage um.

BEISPIELE FÜR AFFORMATIONEN:

Warum bin ich wertvoll?
Warum bin kraftvoll?
Weshalb bin ich gesund?

Fragende Selbstgespräche mithilfe von Afformationen sind eine Möglichkeit, ein tiefes Verständnis über uns selbst zu erlangen, denn auf eine Frage sucht unser Unterbewusstsein immer nach einer Antwort. Fühlen wir in die Frage: »Warum bin ich kraftvoll?« hinein, fallen uns Antworten und somit Gründe dafür, warum wir kraftvoll sind. Diese Herangehensweise hilft uns, besser zu verstehen, weshalb die positive Affirmation über uns wahr ist. Erst wenn unser Bewusstsein den Grund für eine positive Aussage über uns selbst erfasst hat, können wir die Affirmationssätze glauben und verinnerlichen.

MEIN WOCHENCHECK

Bevor es losgeht, beantworte dir die folgenden Fragen:

Wie denke ich gewöhnlich über mich?

....

....

Was denke ich über meine Gesundheit und mein Wohlbefinden?

....

....

Weshalb fällt es mir schwer, gut von mir zu sprechen oder zu denken?

....

....

Welche Eigenschaften schätzen andere an mir?

....

....

DER WOCHENIMPULS

Suche dir zwei Affirmationen aus den Wochenimpulsen dieses Buches heraus. Und zwar solche, von denen du denkst, dass diese Sätze nicht auf dich zutreffen. Dann forme diese Sätze in Afformations-W-Fragen um. Schreibe dir eine Woche lang jeden Tag eine Antwort auf, warum diese Aussagen entgegen deiner ursprünglichen Meinung doch auf dich zutreffen. Dabei ist es nicht wichtig, wie lang deine Antworten sind. Lies dir die Antworten auch unbedingt laut vor. Beobachte, was dies mit dir macht. Die tägliche Beschäftigung mit der Affirmation und der Beantwortung der W-Frage hilft deinem Unterbewusstsein, die Antworten in dir zu verankern. Mit etwas Routine wirst du wertschätzender über dich reden und denken.

Beispiel:

- Affirmation: Ich bin kraftvoll.
- Afformation-W-Frage: Warum bin ich kraftvoll?
- Mögliche Antwort: Weil ich täglich viel meistere.

TIPP FÜR DEN ALLTAG

Glaubenssätze sind stark, sie können unsere Energie schwächen oder steigern. Jede Affirmation kann auch als Zauberformel verstanden werden. Eine Zauberformel basiert auf dem Gedanken »Ich erschaffe, während ich spreche«. Jeder unserer Gedanken und jedes unserer Worte formt unsere Realität, somit kann man Glaubenssätze auch mit »sich selbst erfüllenden Prophezeiungen« vergleichen. Wenn du fest daran glaubst, etwas nicht zu schaffen oder dass es dir an Kraft fehlt, dann behältst du in der Regel recht. Umgekehrt funktioniert es allerdings genauso: Bist du überzeugt, Kraft aufbauen zu können, um das, was du schaffen willst, tatsächlich zu erreichen, stehen die Chancen gut. Wir kommen unseren Zielen und Wünschen näher, indem wir fest an sie glauben.

MEIN WOCHENFAZIT

Was ist mir diese Woche gut gelungen?

....

....

Was kann ich in die nächste Woche mitnehmen?

....

....

Wofür bin ich diese Woche dankbar?

....

....

AFFIRMATIONEN

Ich bin wertvoll.
Ich bin kraftvoll.

4. WOCHENIMPULS

KONTAKT

Ziel der Woche: Ich kläre meine Beziehungen.

WORUM ES IN DIESER WOCHE GEHT

Wahre Freunde sind das Gold des Lebens – das ist unumstritten. Wenn wir am Leben teilnehmen wollen, sind wir scheinbar den unterschiedlichsten Charakteren und ihren jeweiligen Energiegefügen ausgesetzt. Ausgesetzt? Stopp! An diesem Punkt ist es wichtig, die Spreu vom Weizen zu trennen. Jeder von uns kennt Menschen im engeren oder weiteren Umfeld, zu denen wir Kontakt haben und die ungefiltert und ungefragt ihre Meinungen, Probleme, möglicherweise sogar ihren Hass und ihre Aversionen zum Besten geben. Ohne Schutz sind wir ihren Energien ausgeliefert. Wir erkennen diese Menschen auch daran, dass wir nach ihrem Besuch, Anruf oder anderweitigen Kontakten (manchmal reicht schon eine E-Mail oder ein Post) ein Gefühl der Erschöpfung verspüren. Ein Gefühl, als wäre unsere Energie weniger geworden oder ins Stocken geraten. Woran liegt das?

Kommunizieren wir mit Menschen, die dazu neigen, nur über sich zu sprechen, ihre eigenen Dramen in den Mittelpunkt des gesamten Gesprächs zu stellen und das komplette Gespräch an sich zu reißen, fehlt wirklicher Austausch. Solche Menschen sind bei ihren Erzählungen nicht mit uns verbunden. In diesem Fall ist es wichtig, sich zu vergegenwärtigen, dass jede Form von Kommunikation eine Energiefrequenz hat. Diese berührt unser Energiefeld, wenn wir uns ungeschützt diesen Menschen und ihren Frequenzen aussetzten.

Ich nenne diese Menschen Energievampire. Sie besetzen oder ziehen, ohne es sich bewusst zu sein, die Energie derer, die ihnen ungeschützt zuhören, und hinterlassen meist ein negatives Gefühl. Nach dem Kontakt mit einem solchen Menschen fühlen wir uns komplett aus dem Gleichgewicht.

Im Berufsleben können wir uns nicht immer aussuchen, mit wem wir Kontakt haben. Im Privatleben aber haben wir die Wahl und können uns dafür entscheiden, uns mit den Menschen auszutauschen, bei denen wir ein gutes Gleichgewicht zwischen einem energetisch anstrengenderen Austausch und einem bereichernden Austausch verspüren.

Um das zu schaffen, sollten wir verstehen, ab wann es nötig ist, eine gesunde Grenze zu ziehen. Es ist durchaus in Ordnung, auf Distanz zu gehen, wenn wir das Gefühl haben, dass wir es brauchen. Diese wirkt sich zuallererst einmal positiv auf uns selbst aus, weil wir unseren Energiehaushalt schonen und uns nicht die negativen Emotionen unseres Gegenübers aufladen. Alternativ können wir das Gespräch mit der betroffenen Person suchen und beobachten, ob sich danach eine Verhaltensänderung einstellt. Wenn nichts hilft und wir immer wieder in einen Strudel der Negativität gezogen werden, sollten wir darüber nachdenken, ob dieser Mensch noch Platz in unserem Leben hat oder ob eine Trennung nicht die für uns gesündere Variante wäre.

MEIN WOCHENCHECK

Bevor es losgeht, beantworte dir die folgenden Fragen:

Im Kontakt mit welchen Menschen greife ich zum Handy, um mich abzulenken, und wer genießt dagegen meine hundertprozentige Aufmerksamkeit?

....

....

Wann fühle ich mich bei einem Kontakt manipuliert?

....

....

Was hilft mir, mich zu schützen, wenn ich im Kontakt mit anderen meine Energie verliere?

....

....

DER WOCHENIMPULS

Mache eine Liste aller Menschen, durch die du aus dem Gleichgewicht gerätst. Notiere unter jeden Namen, wie deine Stimmung in ihrer oder seiner Gegenwart ist. Bist du zum Beispiel melancholisch, traurig, wütend, ängstlich, wenn du an diese Person beziehungsweise den Austausch mit ihr denkst? Wie ist dein Körperempfinden? Beispielsweise müde, zittrig, ausgelaugt? Verfällst du in negative Verhaltensmuster? Neigst du dazu, nach dem Kontakt auf Sucht- oder Ablenkungsmittel zurückzugreifen? Isst du zu viel oder trinkst ein Glas Wein mehr, obwohl es gar nicht deine Absicht ist?

Wenn du diese Liste fertig hast, dann frage dich, was dich und den anderen Menschen wirklich verbindet. Was macht eure Beziehung aus? Was ist euer gemeinsamer Nenner? Und wenn du feststellst, dass da nicht viel Wichtiges oder Wertvolles ist, was eure Beziehung ausmacht, stelle dir die Frage, wieso du diesen Kontakt überhaupt noch pflegst. Aus Pflichtgefühl oder Mitleid? Überlege dir, welche Beziehungen du beenden kannst, indem du kein Kontaktangebot mehr machst und auf keines mehr eingehst.

TIPP FÜR DEN ALLTAG

Im Kontakt mit Energievampiren ist es wichtig, dass wir uns nicht auf ihr negatives Niveau begeben. Wir sollten nicht selbst zu der- oder demjenigen werden, der verurteilt oder niedermacht, und uns nicht auf die Dramen und Wahrheiten der anderen Person einlassen. Statt ihr Vorwürfe zu machen, achten wir auf die Art und Weise, wann und wie unser Energieverlust stattfindet. Wo lassen wir uns möglicherweise anstecken? Uns bewusst zu machen, dass wir gerade einen Energieverlust erleiden, ist unser Schlüsselmoment. Sobald wir diese Situation wahrnehmen, sind wir wieder handlungsfähig, denn dann können wir reagieren und uns schützen, indem wir Ich-Sätze formulieren und diese mitteilen. Diese Sätze können wir aussprechen, wann immer wir merken, dass unser Gegenüber uns die Energie raubt:

BEISPIELE FÜR SCHUTZSÄTZE

- *Ich brauche jetzt eine Pause vom Sprechen.*
- *Ich verliere die Konzentration beim Zuhören.*
- *Ich habe heute schon viel aufgenommen und bin jetzt erschöpft.*
- *Ich würde mich über einen Themenwechsel freuen.*

PRAKTISCHE MASSNAHMEN, WENN DER KONTAKT MIT EINEM ENERGIEVAMPIR UNAUSWEICHLICH IST

- Öffne ein Fenster, damit frische Energie hereinkommt.
- Trinke viel Wasser, damit du von innen gereinigt wirst.
- Schlage einen Spaziergang vor, Bewegung klärt.
- Halte mindestens einen Meter Körperabstand.

MEIN WOCHENFAZIT

Was ist mir diese Woche gut gelungen?

....

....

Was kann ich in die nächste Woche mitnehmen?

....

....

Wofür bin ich diese Woche dankbar?

....

....

AFFIRMATIONEN

Meine Energie gehört mir.
Heute bin ich beschützt.

MONATSRESÜMEE

Wisse, dass es kein Leid gibt, dem nicht die Freude folgt, kein Unglück, das nicht irgendein Glück nach sich zöge.

Aus Persien

Welche Einsichten habe ich in den letzten vier Wochen gewonnen?

....

....

....

....

....

Ein Thema, das ich in mein Leben einladen möchte:

....

....

....

....

....

Welche waren meine größten Glücksmomente mit mir selbst?

....

....

....

....

....

Meine Notizen:

....

....

....

....

....

....

....

....

....

5. WOCHENIMPULS

SELBSTLIEBE

Ziel der Woche: Ich gehe liebevoller mit mir um.

WORUM ES IN DIESER WOCHE GEHT

Wenn wir uns ausgelaugt fühlen, dann gab es meist einen konkreten Auslöser. Abschiede von geliebten Personen, Konflikte mit Partnern oder Familienangehörigen, Pflege der Eltern, ein Job, der uns zu viel abverlangt, Disharmonien im Alltag, chronische Krankheiten. Bei all diesen Ereignissen laden wir oft zu viel Gewicht auf unsere Schultern: das Gewicht unserer kranken Familienangehörigen, das Gewicht unserer Arbeit et cetera. Dabei kommen wir selbst meist zu kurz oder wir lassen es zu, dass jemand uns zu nahekommt, über unsere Zeit verfügt, uns überfordert oder unsere Bedürfnisse ignoriert. Wenn wir es schaffen, für uns zu sorgen, werden wir seltener an mentalem und körperlichem Energieverlust leiden. Ohne Selbstfürsorge laugen wir aus. Selbstliebe, Selbstfürsorge und Selbstakzeptanz gehen Hand in Hand. Es geht darum, Verantwortung für uns selbst, unsere Gefühle und unser Wohlbefinden zu übernehmen und uns gleichzeitig einzugestehen, dass auch wir Bedürfnisse haben. Bedürfnisse zu haben ist gut und wichtig und kein Zeichen von Schwäche. Selbstfürsorge ist unser Schlüssel zur Regeneration, zum Aufbau und Erhalt unserer Lebensressourcen. Wenn wir es schaffen, für uns selbst zu sorgen und einzustehen, sind wir der Regisseur unseres Lebens. Nur wenn wir für uns selbst sorgen und uns lieben, sind wir auch in der Lage, bestmöglich für andere zu sorgen und sie zu lieben.

MEIN WOCHENCHECK

Wo und wann gebe ich die Verantwortung für meine Selbstfürsorge an andere Personen ab?

....

....

....

Warum liebe ich mich? (Nenne mindestens drei Gründe.)

....

....

....

Was liebe ich an meinem Körper?

....

....

....

DER WOCHENIMPULS

Selbstfürsorge muss jeden Tag aufs Neue geübt werden. Meist ist es am Anfang anstrengend, für sich selbst Zeit zu reservieren, weil wir ein schlechtes Gewissen haben und es auch manchmal einfacher erscheint, sich mit anderen zu beschäftigen, als den Fokus auf sich selbst zu richten. Je häufiger wir aber selbstfürsorglich handeln, umso leichter wird es. Dieser Wochenimpuls dient im ersten Schritt der Bewusstwerdung. Erst mal ist es wichtig, nur zu beobachten. Zu beobachten, in wie vielen Situationen wir nicht an uns, sondern an andere denken oder Zeit für sie aufbringen, obwohl wir gerade unsere Energien für uns selbst bräuchten. Vielleicht fallen dir Situationen ein, in denen du wenig für dich sorgst. Vielleicht kannst du ein Muster erkennen, durch das du dich von anderen abhängig machst, wenn es um deine Selbstfürsorge geht.

Sich selbst zu lieben braucht Übung und Routine. Es kann helfen, regelmäßig Zeitfenster im Kalender dafür zu blocken, über diesen Wochenimpuls hinaus. Bau dir ein tägliches Selbstlieberitual ein und übernimm diese Woche die Verantwortung für dich und dein Wohlbefinden. Lade dich selbst zu etwas Schönem ein, gönne dir ein leckeres Essen im Restaurant, eine Stunde im Café, einen Waldspaziergang, einen Besuch im Museum oder im Schwimmbad. Schenke dir mehrere Stunden ohne Blick aufs Handy oder eine ausgiebige Dusche. Sitze auf dem Balkon und nimm ein Sonnenbad. Genieße die Zeit mit dir allein. Sie ist Medizin für dich. Zeit ohne Ablenkung durch andere Menschen oder auch Tiere bringt uns in Kontakt mit unseren Empfindungen und Bedürfnissen. Dir selbst eine gute Freundin oder ein guter Freund zu sein, dir selbst zuzuhören, zu lauschen, was dein Körper wirklich braucht, ist Balsam für deine Seele. In der Stille bekommen wir den besten Kontakt zu unseren Gedanken und Gefühlen. Wir können unser Inneres erforschen und die Gefühle, die sich zeigen, liebevoll annehmen.

TIPPS FÜR DEN ALLTAG

- Wenn du Fehler machst, kannst du dich kurz ärgern, aber kritisiere dich nicht und lerne, dir zu verzeihen.
- Akzeptiere deine Schwächen und Grenzen, bleibe liebevoll.
- Achte auf deine Bedürfnisse und stehe für diese ein.
- Achte deine Grenzen und lerne, sie zu benennen.
- Dein Wohlbefinden und deine Gesundheit sind dir wichtig – und du handelst entsprechend.
- Du verbringst Zeit mit Menschen, die dir guttun, Energie schenken und hinter dir stehen.
- Du bringst deinen eigenen Gefühlen Wertschätzung entgegen und ignorierst sie nicht.
- Suche dir gute Vorbilder.
- Miste deinen Social-Media-Feed aus: Bleibe nur mit denjenigen in Verbindung, die dir wirklich wichtig sind und dir guttun.
- Mache dir Komplimente, bestärke dich und danke deinem Körper.

MEIN WOCHENFAZIT

Was ist mir diese Woche gut gelungen?

....

....

....

Was kann ich in die nächste Woche mitnehmen?

....

....

....

Wofür bin ich diese Woche dankbar?

....

....

....

AFFIRMATIONEN

Ich sorge liebevoll für mich.

Ich darf Nein sagen.

6. WOCHENIMPULS

SCHLAF-GEWOHNHEITEN

Ziel der Woche: Ich bereite meinen Schlaf vor.

WORUM ES IN DIESER WOCHE GEHT

Die Nacht ist eine Zeit des Rückzugs und der Stille. Die Sterne laden zum Träumen ein, und der Körper möchte sich beschützt wissen. Die eine oder andere unruhige Nacht haben wir alle schon mal erlebt und es gibt vielfältige Gründe dafür: Wir sind aufgeregt, unsere Gedanken drehen sich im Kreis, wir erleben Phasen, in denen wir viel Arbeit haben, viel Verantwortung tragen, wir leiden an chronischen Erkrankungen, wir sind in den Wechseljahren … Vor allem im Alter lässt die Ausschüttung des Schlafhormons Melatonin nach, und es fällt uns dadurch schwerer ein- und durchzuschlafen. Gesunder Schlaf ist ebenso wichtig wie Bewegung und Ernährung. Wir brauchen den Schlaf zur Regeneration für unseren Körper und für unsere mentale Gesundheit. Insbesondere die Tiefschlafphase ist wichtig: In dieser Phase der Nacht ist die Körpertemperatur am niedrigsten, die Augen sind ruhig und die Muskeln entspannt. Zu wenig oder gar schlechter Schlaf machen uns müde; Konzentrationsprobleme sowie eine abnehmende Leistungsfähigkeit sind die Folge.

Um unser Energiedepot zu füllen, sollten wir unserem Schlaf mehr Aufmerksamkeit und Achtsamkeit schenken. Ein guter Schlaf sollte Bestandteil unseres Lebensstils sein. Wir können uns in diesem Sinne abends ganz bewusst auf einen tiefen und erholsamen Schlaf vorbereiten. Eine Möglichkeit dafür ist es, vor dem Schlafengehen einen geeigneten Platz zum gezielten Runterkommen zu wählen. Du kannst dich beispielsweise an den Küchentisch setzen oder auf deine Couch im Wohnzimmer und deine Gedanken über den heutigen und den morgigen Tag aufschreiben oder in dein Tagebuch eintragen. Welche Gedanken und Ereignisse haben dich heute bewegt und welche Themen stehen für morgen auf dem Plan? So kannst du abschalten und dein Kopf ist zumindest halbwegs entleert, wenn du ins Bett gehst, dein Bewusstsein verbindet das Bett nicht automatisch mit einem »Arbeitsplatz« für deine Gedanken. Außerdem hilft es dem entspannten Einschlafen, wenn wir nicht kurz vor dem Schlafengehen die Nachrichten anschauen oder lesen und weder Handy noch Tablet mit ins Bett nehmen.

MEIN WOCHENCHECK

Um welche Uhrzeit gehe ich schlafen und wann klingelt der Wecker?

....

....

Reicht mir diese Schlafzeit? Fühle ich mich im Allgemeinen erholt oder eher müde?

....

....

Was hilft mir, gut einzuschlafen?

....

....

Welches Ritual hat mich als Kind unterstützt, um wohlig und sicher einzuschlafen?

....

....

DER WOCHENIMPULS

Achte diese Woche bewusst darauf, vor dem Schlafengehen nichts Anregendes mehr zu tun. Gehen wir zu spät ins Bett und stehen zu früh auf, fehlt es dem Körper an Erholungsphasen. Regelmäßige Schlafzeiten sind das A und O für deine innere Balance. Gehe diese Woche bewusst täglich zur gleichen Zeit ins Bett. Mache daraus ein Schlafdate mit deinen Träumen! Je öfter du zur gleichen Zeit schlafen gehst, desto eher prägt sich dies als deine Ruhephase ein und dein Körper schüttet zur Einschlafzeit vermehrt das Schlafhormon Melatonin aus. Idealerweise solltest du dich zwischen 22 und 23 Uhr hinlegen und zwischen 6 und 7 Uhr aufstehen. Passen diese Zeiten nicht in deinen Tagesablauf, dann versuche trotzdem, auf sieben bis acht Stunden Schlaf zu kommen. Dadurch bekommt der Körper ein bis zwei Stunden Tiefschlafanteil, und dieser ist enorm wichtig, um leistungsstark zu sein.

TIPPS FÜR DEN ALLTAG

- Power dich tagsüber körperlich aus.
- Nimm drei Stunden vor dem Schlafen nur noch leichte Kost zu dir, ein voller Magen stört den Tiefschlaf.
- Dimme zwei Stunden vor der gewünschten Schlafenszeit die Umgebungsbeleuchtung.
- Ruhige und sanft rhythmische Klänge mit vielen Wiederholungen vertiefen die Atmung und helfen zu entspannen. Naturklänge wie Meeresrauschen oder Windspiele eignen sich besonders gut.
- Mache Atem- oder Dehnübungen am Abend vor dem Schlafengehen.
- Nahrungsmittel, die Melatonin enthalten, helfen beim Einschlafen: Mandeln, Pistazien, Eier, Kiwis, Cashewnüsse, Bananen, Kirschen. Diese sollten allerdings etwa drei Stunden vor dem Einschlafen gegessen werden.
- Achte auf eine Raumtemperatur im Schlafzimmer zwischen 14 und 18 Grad Celsius.
- Dunkle dein Schlafzimmer ab und lüfte vor dem Schlafen gut durch.
- Magnesium sorgt für Muskelentspannung (auch gut gegen nächtliche Krämpfe).
- Ein Lavendelkissen wirkt beruhigend auf das Nervensystem.
- Trinke abends warme Kräutertees mit Melisse, Passionsblume oder Lavendel.

- Vermeide das blaue Licht der Handy-, Tablet- und Computerbildschirme, schaue nicht mehr auf deine Handyuhr.
- Kaffee und Alkohol am Abend stören deine Tiefschlafphase.
- Am besten schläfst du bei einer Luftfeuchtigkeit von 40 bis 60 Prozent.
- Dezente und warme Farben sorgen für eine ruhige, entspannte Atmosphäre im Schlafzimmer.
- Nutze das Bett nur zum Schlafen.

MEIN WOCHENFAZIT

Was ist mir diese Woche gut gelungen?

....

....

....

Was kann ich in die nächste Woche mitnehmen?

....

....

....

Wofür bin ich diese Woche dankbar?

....

....

....

AFFIRMATIONEN

Schlafen tut mir gut.
Mein Schlaf erfrischt mich.

7. WOCHENIMPULS

VERANTWORTUNG

Ziel der Woche: Ich nehme mich wichtig.

WORUM ES IN DIESER WOCHE GEHT

Wir alle wollen unser Leben meistern und als Siegerinnen und Sieger daraus hervorgehen. Der Schlüssel zum Erfolg liegt darin, dass wir für unser Leben Verantwortung übernehmen. Entschlusskraft, Eigenmacht und Handlungsfähigkeit setzen wiederum voraus, dass wir uns selbst wichtig nehmen. Wir machen uns unnötig klein, wenn wir andere für unser Wohlbefinden verantwortlich machen. Wir verlieren an Macht, wenn wir es zulassen, dass über uns bestimmt wird. Wenn wir Verantwortung für uns übernehmen, werden wir außerdem kompromissloser und hören auf, anderen für unsere Situation die Schuld zu geben. Wir hören auf, unsere Eltern, Erzieher oder das System dafür verantwortlich zu machen, dass wir nicht das erreicht haben, was wir wollten. Wir handeln aus einem erwachsenen Ich heraus, auch wenn es uns mental oder gesundheitlich nicht gut geht. Gerade wenn wir uns schwach, verletzlich und ausgebrannt fühlen, ist es wichtig, für uns selbst einzustehen. Dieses Leben ist unser kostbares Leben, und wie wir es gestalten, liegt in unseren Händen.

Wir müssen verstehen, woher unsere seelischen Verletzungen kommen, denn das Unglück der Vergangenheit kann seine Spuren in uns hinterlassen. Wenn wir es aber schaffen, diese Verwundungen als Motor für unsere Entwicklung zu betrachten, steht uns wieder mehr Energie zur Verfügung. Diese Verwundungen können unser inneres Wachstum fördern, durch unsere Erfahrungen lernen wir dazu. Ganz gleich, ob sich die Schmerzen auf körperlicher, seelischer oder geistiger Ebene äußern, Heilung steht uns zur Verfügung. Wir können sogar unser eigener Heiler sein. Auch wir dürfen auf unserem Weg Fehler machen und uns irren. Wir dürfen uns trennen von Menschen und Umständen, die uns beengen oder unterdrücken. Wir haben das Recht darauf, glücklich zu sein. Und wir dürfen uns vertrauen, denn tief im Inneren wissen wir, was das Beste für uns ist. Diese Hingabe an unser ureigenes Leben und unsere Entwicklung schenkt uns die Energie zurück, die uns vielleicht früher einmal geraubt wurde.

MEIN WOCHENCHECK

Bevor es losgeht, beantworte dir die folgenden Fragen:

Wofür bin ich bereit, Verantwortung zu tragen?

....

....

Kann ich mir selbst vertrauen?

....

....

Mache ich andere verantwortlich für meine Situation?

....

....

Kann ich über meinen eigenen Schatten springen und Fehler zugeben?

....

....

DER WOCHENIMPULS

Wir sind für uns und unser Wohlbefinden verantwortlich und es gibt viele Möglichkeiten, sich selbst zu regulieren. Die folgende sehr effektive Übung, die ich dir für diese Woche vorschlagen möchte, stammt aus dem indischen Kundalini Yoga und arbeitet mit Mudras. Mudras sind Gesten mit der Hand, die die Energie im Körper lenken können. Mithilfe dieser Mudras kannst du dein Nervensystem regulieren und beruhigen. Insbesondere wenn wir uns unsicher fühlen oder gehetzt sind, können uns Mudras unterstützen, wieder im Jetzt anzukommen.

Mudras für die Selbstverantwortung

Praktiziere folgende Übung mindestens drei Minuten lang jeden Tag: Drücke deinen Daumen nacheinander gegen die Kuppe deines Zeigefingers, Mittelfingers, Ringfingers und schließlich deines kleinen Fingers. Du kannst diese Übung überall ausführen. Probiere sie gleich aus und mache die Mudras mit beiden Händen gleichzeitig. Die Ellenbogen sollten nicht durchgestreckt sein.

Wenn du deinen Zeigefinger berührst, sagst du:

Verantwortung

Wenn du deinen mittleren Finger berührst, sagst du:

beginnt

Wenn du deinen Ringfinger berührst, sagst du:

bei

Wenn du deinen kleinen Finger berührst, sagst du:

mir.

Mit folgenden Sätzen kannst du variieren:

Sicherheit – ist – in – mir.
Ruhe – ist – in – mir.
Energie – fließt – durch – mich.
Vertrauen – ist – in – mir.
Frieden– beginnt– bei – mir.

Fühle in dich hinein und mache dir als Erstes bewusst, dass du bereit bist, Verantwortung für deine Gesundheit zu übernehmen. Vielleicht hilft es dir, es auf einen Zettel zu schreiben und ihn zur Erinnerung irgendwo sichtbar aufzuhängen.

TIPPS FÜR DEN ALLTAG:

- Triff die Entscheidungen in deinem Leben, die du dir wünschst.
- Hast du eine Entscheidung getroffen, bleib dabei. Fang nicht an, zehn Minuten später alles infrage zu stellen.
- Akzeptiere die Folgen deines Handelns.
- Stehe zu deinen Schwächen und Fehlern.

- Verantwortung braucht deine Motivation. Um dich zu motivieren, ist es wichtig, dir Ziele zu setzen. Diese Ziele sollten allerdings so konkret und vor allem so realistisch wie möglich sein.
- Du bist für dein Handeln und deine Reaktionen verantwortlich. Funktioniert etwas nicht oder wirst du für etwas kritisiert, liegt es in deiner Verantwortung, wie du darauf reagierst und damit umgehst. Für deine Erfolge wie für deine Misserfolge solltest du gleichermaßen die Verantwortung übernehmen.
- Misserfolge passieren. Lass dich davon nicht entmutigen.
- Bemühe dich aktiv um mehr Verantwortung für dich selbst.

MEIN WOCHENFAZIT

Was ist mir diese Woche gut gelungen?

....

....

....

Was kann ich in die nächste Woche mitnehmen?

....

....

....

Wofür bin ich diese Woche dankbar?

....

....

....

AFFIRMATIONEN

Ich bin eigenmächtig und stark.
Mein Leben hat einen Sinn.

8. WOCHENIMPULS

NÄHRSTOFFCHECK

Ziel der Woche: Ich nehme die richtigen Nährstoffe zu mir.

WORUM ES IN DIESER WOCHE GEHT

Kochen ist die älteste Magie der Welt. Nicht nur Liebe geht durch den Magen, auch Heilung und Zufriedenheit lassen sich mit wertvollen Nahrungsmitteln, deren liebevoller Zubereitung und beschaulichem Genuss herbeiführen. Essen sollte uns schlau, wach, gesund und glücklich machen. Durch frische Kräuter, Früchte, Gemüse und Getreide nehmen wir Informationen auf, verarbeiten diese und nutzen sie als Energiequelle für unseren Körper. Alle Körperfunktionen können durch die richtige Wahl unserer Nahrungsmittel positiv beeinflusst werden. Obwohl wir heute von einem reichhaltigen Angebot von Nahrungsmitteln umgeben sind und zu jeder Zeit überall etwas zu essen finden, leiden immer mehr Menschen unter einem Mangel an Nährstoffen. Hinzu kommt die wachsende Anzahl an Darmerkrankungen, Nahrungsmittelunverträglichkeiten und Kreuzallergien. Viele Menschen ernähren sich zu einseitig – es herrscht regelrecht Mangelernährung inmitten des Überflusses. Eine ausgewogene Ernährung braucht vor allem Zeit und effiziente Planung.

Doch was ist mit einer ausgewogenen Ernährung gemeint? Wie bekommen wir zum Beispiel ein Gleichgewicht zwischen Mikro- und Makronährstoffen hin? Den Fokus unserer Hauptmahlzeiten legen wir bevorzugt auf Makronährstoffe, das sind Kohlenhydrate, Eiweiße und Fette, die dem Körper vor allem Energie liefern. Im Gegensatz zu Makronährstoffen liefern Mikronährstoffe zwar keine Energie, tragen jedoch maßgeblich zu allen Grundfunktionen des Stoffwechsels bei. Nur mithilfe ausreichender Mikronährstoffe können unsere Zellen Makronährstoffe richtig verarbeiten und sie für den Körper zugänglich machen. Zu den

Mikronährstoffen zählen Vitamine, Mineralstoffe, Spurenelemente und sekundäre Pflanzenstoffe (zum Beispiel pflanzliche Farb- und Aromastoffe wie Polyphenole). Bei Erkrankungen, regelmäßiger Einnahme von Medikamenten oder der Antibabypille sowie bei Alkohol- und Zigarettenkonsum benötigt dein Körper besonders viele Mikronährstoffe. Und gerade bei Erschöpfungszuständen ist es essenziell, zu erkennen, ob wir uns in ausreichendem Maße abwechslungsreich ernähren oder ob wir zusätzlich auf Nahrungsergänzungsmittel zurückgreifen sollten.

MEIN WOCHENCHECK

Bevor es losgeht, beantworte dir die folgenden Fragen:

Was esse ich am häufigsten?

....

....

Wie oft habe ich in den vergangenen vier Wochen auswärts gegessen oder auf Fertiggerichte zurückgegriffen?

....

....

Wie viel Zeit nehme ich mir täglich zum Kochen und Essen?

....

....

DER WOCHENIMPULS

Im Wochenimpuls 18 (ab Seite 90) erfährst du konkrete Tipps zur Stärkung deiner Kraftzellen. In dieser Woche geht es darum, ehrlich mit dir zu sein. Wie viel Priorität legst du auf die Wahl deiner Nahrungsmittel? Ernährst du dich abwechslungsreich und gesund oder soll dich Essen einfach nur satt machen? Achtest du darauf, dass du täglich genügend Antioxidantien (Vitamine A, C, E) und Mikronährstoffe (siehe die Mikronährstoffliste im Kasten auf Seite 49/50) zu dir nimmst?

Eigentlich können wir jedes Gemüse, Kraut, Obst, Wasser und Fleisch als Arznei betrachten. Jede Mahlzeit ist ein Rezept (aus dem Lateinischen: *recipe* für »nimm«) für unser Wohlbefinden. Welche Zusammenstellung dieser Lebensmittel sprechen dich diese Woche intuitiv an? Erstelle dir aus den unten aufgelisteten Nahrungsmitteln ein leckeres Essen: Durch die Verwendung dieser Lebensmittel stellst du gleichzeitig sicher, dass deine Mikronährstoffliste gut zusammengesetzt ist und obendrein etwas Schmackhaftes dabei herauskommt. Je frischer, desto besser. Wenn du nicht gerne kochst, tue es diese Woche dennoch, sieh es als Challenge.

Mikronährstoffliste –
mit vegetarischen Empfehlungen von Lebensmitteln

- Betacarotin: Karotten, Aprikosen, rote Paprika, Mangos
- Biotin: Spinat, gekochte Eier, Haferflocken, Champignons, Nüsse
- Chrom: Tomaten, Honig, Kakao, Hülsenfrüchte, Erdbeeren
- Coenzym Q10: Hülsenfrüchte, Sojabohnen, Nüsse
- Eisen: Linsen, Sojabohnen, Pistazien, Sonnenblumenkerne
- Essenzielle Fettsäuren: Avocado, Samen, Oliven, Rapsöl, Leinsamen
- Fluor: Petersilie, Spinat, Pistazien, Schwarztee, Getreide, Mineralwasser
- Kalium: Kartoffeln, Bananen, Vollkornprodukte
- Kalzium: Gouda, Joghurt, Brokkoli
- Kupfer: Linsen, weiße Bohnen, dunkle Schokolade, Kaffee, Nüsse
- L-Carnitin: Brokkoli, Pfifferlinge, Frischkäse, Eier, Milch
- Magnesium: Beerenobst, grüne Gemüsesorten, getrocknete Früchte
- Mangan: Hirse, Reis, Haferflocken, grünes Blattgemüse
- Phosphor: Kohlrabi, Blumenkohl, Milch und Milchprodukte, Eier
- Selen: Pilze, Kohl, Zwiebeln, Linsen
- Zink: Sojabohnen, Erbsen, Linsen, Erdnüsse, Mais, Johannisbeeren
- Vitamin A: grünes Gemüse, Grünkohl, Brokkoli, Feldsalat, Karotten
- Vitamin B1: Haferflocken, Sonnenblumenkerne, Erdnüsse, Erbsen
- Vitamin B2: Vollkorn, Ölsaaten, Nüsse, Hülsenfrüchte
- Vitamin B3: Getreidekeime, Molkenkäse, Bergkäse, Rosenkohl
- Vitamin B5: Avocado, Hülsenfrüchte, Brokkoli, Vollkornprodukte

- Vitamin B6: Vollkornprodukte, Hülsenfrüchte, grüne Bohnen
- Vitamin B9: Weizenkeime, Kichererbsen, Grünkohl, Feldsalat
- Vitamin B12: Camembert, Emmentaler, Ei, Sauerkraut, Shiitakepilze
- Vitamin C: Gemüsepaprika, Kiwi, Sanddorn, Fenchel, Hagebutte
- Vitamin D: Avocado, Morcheln, Steinpilz, Kakao, Sonnenlicht
- Vitamin E: alle pflanzlichen Öle, Haselnüsse, Walnüsse
- Vitamin K: Spinat, Brokkoli, Apfelsine, Birne, Haferflocken
- Sekundäre Pflanzenstoffe: Kräuter, Obst, Gemüse und Getreide

TIPPS FÜR DEN ALLTAG

- Nahrungsmittel vielfältig kombinieren, um Nährstoffe zu maximieren.
- Nimm täglich mindestens drei Portionen Gemüse und zwei Portionen Obst zu dir.
- Nutze heimische Superfoods wie Brombeeren, Heidelbeeren, Brokkoli, Grünkohl, Feldsalat, Leinsamen, Walnüsse und Radicchio.

MEIN WOCHENFAZIT

Was ist mir diese Woche gut gelungen?

....

....

Was kann ich in die nächste Woche mitnehmen?

....

....

Wofür bin ich diese Woche dankbar?

....

....

AFFIRMATIONEN

Ich ernähre mich mit Lust vielfältig.

Kochen ist meine Medizin.

MONATSRESÜMEE

Es existiert das heilige Netz des Lebens. Das Netz kommt aus der Vergangenheit und geht in die Zukunft. Jedes Lebewesen ist ein kleiner Kreuzungspunkt in diesem heiligen Netz.

Susanne Fischer-Rizzi

Welche Einsichten habe ich in den letzten vier Wochen gewonnen?

....

....

....

....

....

Ein Thema, das ich in mein Leben einladen möchte:

....

....

....

....

....

Welche waren meine größten Glücksmomente mit mir selbst?

....

....

....

....

....

Meine Notizen:

....

....

....

....

....

....

....

....

9. WOCHENIMPULS

VERTRAUEN

Ziel der Woche: Ich nehme das, was mir passiert, als sinnvoll an.

WORUM ES IN DIESER WOCHE GEHT

Wir neigen dazu, Situationen, Ereignisse und Dinge verändern, kontrollieren oder bestimmen zu wollen. Das kostet uns viel Energie, ebenso wie es uns Kraft raubt, zu misstrauen und ständig Dinge infrage zu stellen. Hinzu kommt mangelndes Vertrauen ins Leben: Wir können nicht immer erfassen, warum bestimmte Dinge passieren, und fragen uns: Können wir darauf vertrauen, dass in diesem Moment alle Ereignisse richtig sind und zum Wohle aller passieren, obwohl sie mit Leid und Kummer einhergehen, uns ärgern oder herausfordern? Wenn wir jedoch genauer hinsehen, verstehen wir, dass uns mancher Kummer, den wir erlebt haben, gestärkt hat. Einige Menschen haben durch Schicksalsschläge sogar inneres Wachstum erlebt. Wenn wir es schaffen, dem Leben mit Vertrauen zu begegnen, können wir loslassen und unsere Energien auf die Dinge fokussieren, die wir wirklich beeinflussen können. Das Leben lässt sich bekanntermaßen nicht kontrollieren. Das Leben fließt und geschieht. Zu vertrauen erfordert nicht nur Mut und Akzeptanz, sondern es ist gleichermaßen eine Übung in Gleichmut. Gleichmut bedeutet nicht, dass uns Situationen gleichgültig sind. Wir werden vielmehr zum achtsamen und stillen Beobachter, ohne dass die Situation uns vereinnahmt. Wir erkennen an, dass wir nicht jede Handlung und jedes Ereignis beeinflussen können oder wollen. Wenn wir uns in Vertrauen üben, dann sind wir nicht unbedingt aufgefordert zu reagieren, sondern können die Situation oder Dinge so belassen, wie sie sind.

Stell dir einen Moment lang vor, dein Arbeitgeber plant eine Umstrukturierung und du bist davon negativ betroffen. Oder du läufst durch den

Wald, knickst um und verletzt dir den Knöchel, hast aber in Kürze eine Klettertour geplant und gebucht. Oder du willst ins Theater gehen und deine Begleitung sagt dir kurz vorher wegen Krankheit ab. Wie gehst du mit solchen Ereignissen normalerweise um? Neigst du zu Frust, Ärger, Trauer, Wut oder Verzweiflung? Machst du dir Selbstvorwürfe, übst Kritik oder fühlst dich ungerecht behandelt? Wenn ja, dann frage dich: Bringen mich diese Gedanken und Emotionen weiter?

Wir alle wurden auf irgendeine Weise schon mal enttäuscht im Leben. Wir alle sind verletzt worden oder wurden ausgenutzt, unser Vertrauen wurde missbraucht. Trotzdem hilft es uns, unser Vertrauen ins Leben aufrechtzuerhalten oder wieder aufzubauen. Vertrauen hilft uns, kraftvoller und selbstsicherer zu sein, ohne dass wir uns für alles und jeden verantwortlich fühlen. Wenn wir alles, was uns passiert, zunächst akzeptieren und jede Wertung oder Verurteilung herausnehmen, dann ergibt irgendwann alles Erlebte einen Sinn. Denn wie oft haben wir später festgestellt, dass eine neue Situation doch auch viel Gutes mit sich gebracht hat?! Vertrauen zu haben, bedeutet eben auch, sich vom Leben positiv überraschen zu lassen.

MEIN WOCHENCHECK

Bevor es losgeht, beantworte dir die folgenden Fragen:

Wie viel Vertrauen habe ich zu meinen Mitmenschen?

....

....

....

....

Wie sehr vertraue ich meinen Fähigkeiten?

....

....

....

....

Wann und wie verliere ich mein Vertrauen?

....

....

....

....

Was hilft mir zu vertrauen?

....

....

....

....

DER WOCHENIMPULS

Starte deine ganz persönliche Sieben-Tage-Challenge des Vertrauens. Sieben Tage lang vertraust du allem und allen, was und wer dir begegnet: deinen Mitmenschen, den zufälligen und geplanten Begegnungen des Tages, deinem Prozess, ja auch der Politik, dem Göttlichen, dem Universum und deinen Nachbarn. Du vertraust einfach. Du stellst an diesen Tagen nichts und niemanden infrage – auch nicht dich selbst. Vielleicht kannst du dich vertrauensvoll an eine der ältesten Affirmationen der Menschheit anlehnen: »Dein Wille geschehe.« Beobachte dich. Was passiert mit dir, wenn du diesen Gedanken zulassen kannst?

Um dein Vertrauen noch weiter zu schulen, kannst du auch mit einer Freundin oder einem Freund folgende Vertrauensübung durchführen: Verbinde dir die Augen und lass dich mit geschlossenen Augen durch deine Wohnung oder einen Park führen.

TIPPS FÜR DEN ALLTAG

- Alles, was mir passiert, hat seinen Sinn, ich vertraue dem Leben.
- Ich vertraue mir und meinen Impulsen.
- Ich verpflichte mich, anderen gegenüber vertrauenswürdig zu sein.
- Mir ist klar: Vertrauen bedeutet, ehrlich zu mir zu sein.

MEIN WOCHENFAZIT

Was ist mir diese Woche gut gelungen?

....

....

....

....

Was kann ich in die nächste Woche mitnehmen?

....

....

....

....

Wofür bin ich diese Woche dankbar?

....

....

....

....

AFFIRMATIONEN

Ich vertraue mir.
Ich vertraue dem Leben.

10. WOCHENIMPULS

GLAUBENSSÄTZE

Ziel der Woche: Ich verändere meine negativen Glaubenssätze.

WORUM ES IN DIESER WOCHE GEHT

Unser Glaube über uns formt unsere Realität und beeinflusst unser Energieniveau. Es kostet uns Kraft, wenn wir abwertend über uns denken, trotzdem ist dieses Verhalten ganz typisch. Darum werden wir uns in dieser Woche mit unseren negativen Glaubenssätzen beschäftigen. Glaubenssätze entstehen meist unbewusst in unserer Kindheit und Jugend und stellen tief verankerte Überzeugungen über uns selbst und die Welt dar. Manche Glaubenssätze denken wir sehr konkret tagtäglich und andere wirken unbewusst im Hintergrund. Einige Glaubenssätze haben wir aus unseren persönlichen Erfahrungen abgeleitet und durch Wiederholungen im Unterbewusstsein gefestigt. Meist wachsen wir jedoch mit Wahrheiten über uns auf, die nicht unsere sind. Die Worte, Blicke, Handlungen von Eltern, Großeltern, Lehrer*innen, Freund*innen oder Kolleg*innen formen unsere Vorstellungen und Ansichten über uns selbst.

Es ist leider nicht so einfach, negative Glaubenssätze und Überzeugungen aufzuspüren, da sie sich meist über einen langen Zeitraum entwickelt haben und wir gar nicht mehr merken, wie sehr sie unsere Sicht auf die Welt und unsere Wahrnehmung beeinflussen. Außerdem geben uns diese verankerten Überzeugungen Halt: Aus ihnen resultieren unsere vertrauten Verhaltensmuster, und alles, was uns vertraut ist, vermittelt uns ein Gefühl von Struktur und scheinbarer Sicherheit.

In dieser Woche versuchen wir, unser negatives Selbstbild zu verändern, indem wir Glaubenssätze positiv umformulieren und einen liebevollen und fürsorglichen Blick auf uns entwickeln. Allerdings müssen wir unsere Glaubenssätze zunächst erkennen, erst dann können wir sie neu formulieren. Dabei soll dich dieser Wochenimpuls unterstützen.

Vielleicht kommt dir einer dieser negativen Glaubenssätze vertraut vor. Meist schwingen sie leise im Alltag mit:

- Ich bin dick/hässlich.
- Ich bin nie genug.
- Nur wenn ich etwas leiste, werde ich anerkannt/geliebt.
- Nur wenn ich etwas leiste, darf ich mich auch ausruhen.
- Ich bin immer krank.
- Ich bin kraftlos.
- Ich bin immer müde.
- Alles ist anstrengend.
- Im Alter ist man schwach.
- Ich habe immer Pech.
- Ich kann sowieso nichts ändern.
- Ich muss alles allein schaffen.
- Andere sind sowieso besser als ich.
- Ich darf keine Fehler machen.

Schon beim Lesen dieser Sätze spüren wir Anstrengung und wie unsere Energie in den Keller geht.

MEIN WOCHENCHECK

Welcher negative Glaubenssatz macht mich müde oder erschöpft mich?

....

....

....

Welcher positive Glaubenssatz tut mir gesundheitlich gut?

....

....

....

DER WOCHENIMPULS

Denke diese Woche an konkrete, unangenehme Situationen, die dir immer wieder passieren. Höre in dich hinein und frage dich, welche Glaubenssätze hinter deinem Verhalten stecken. Schreibe drei Glaubenssätze, die du identifiziert hast, auf. Dann fühle in dich hinein, lass dir Zeit damit und fange an, sie positiv umzuformulieren. Beobachte, was es mit dir macht, wenn du anders über dich denkst.

1. Welche sind die drei prägendsten Glaubenssätze aus meiner Vergangenheit, mit denen ich innerlich immer wieder konfrontiert werde?

....

....

....

Beispielsätze: Ich darf keine Fehler machen. Oder: Nur wenn ich ein fleißiges Bienchen bin, bin ich ein gutes Mädchen. Oder: Ohne Fleiß kein Preis.

2. Wie wirken sich meine negativen Glaubenssätze auf meine Stimmung und meinen Energiehaushalt aus?

....

....

....

3. Ich gestalte meine identifizierten Glaubenssätze um, indem ich positive Formulierungen finde.

....

....

....

Die neuen Sätze sollten keine Füllwörter (»eigentlich«, »vielleicht« …) enthalten und nicht in der Zukunft stattfinden, sondern in der Gegenwart (statt »Ich werde …« heißt es nun konkret: »Ich bin …«).
Beispielsätze: Ich bin gut so, wie ich bin. Ich darf mich um mich kümmern. Ich darf mich ausruhen. Ich darf meine Energie für mich behalten.

TIPP FÜR DEN ALLTAG

Wir müssen eine neue Wahrheit über uns oft wiederholen. Nimm einen deiner umformulierten Sätze, der dich in diesem Moment am meisten anspricht und der dir hilft, in deine Kraft zu kommen. Pinne ihn zum Beispiel an deinen Badezimmerspiegel. Wenn du viel auf dein Handy guckst, dann füge diesen Satz als Hintergrund ein. Sprich den Satz so oft es geht leise aus, zum Beispiel: *Ich bin kraftvoll.* Je mehr Aufmerksamkeit du deinen positiven Formulierungen schenkst, umso besser werden sie wirken. Beobachte, was sie mit dir machen.

DEIN WOCHENFAZIT

Was ist mir diese Woche gut gelungen?

....

....

....

Was kann ich in die nächste Woche mitnehmen?

....

....

....

Wofür bin ich diese Woche dankbar?

....

....

....

AFFIRMATIONEN

Ich erkenne mich an.
Ich denke gut über mich.

11. WOCHENIMPULS

AUTHENTIZITÄT

Ziel der Woche: Ich lerne mich selbst neu kennen.

WORUM ES IN DIESER WOCHE GEHT

Wenn wir unserem Leben neuen Schwung geben wollen, sollten wir wissen, was uns als Persönlichkeit ausmacht. Was zeichnet mich aus? Fühle ich mich wohl mit mir? Führe ich ein authentisches Leben? Authentisch zu sein bedeutet, den eigenen Gedanken, Emotionen, Bedürfnissen, Werten, Vorlieben und Überzeugungen entsprechend zu handeln. Einfacher ausgedrückt: Wer authentisch ist, verstellt sich nicht. Du bist einfach du selbst und lässt dich nicht verbiegen.

Im Laufe unseres Lebens verändern wir mehrfach unsere Sichtweisen, unser Aussehen, Altes und Überholtes wollen neu geordnet werden, unsere Interessen und Lebensschwerpunkte verlagern sich. Dazu gehören Momente, in denen wir uns in unserem eigenen Leben nicht wiederfinden, mit unseren Bedürfnissen, unserem Stil und unserer Einzigartigkeit. Wir fühlen uns entfremdet, sind nicht mehr wir selbst, ganz so, als ob wir durch die Augen eines Fremden auf unser Leben schauen. Wir tragen eine Maske. Wenn wir uns so fühlen, dann entsteht meist ein Wendepunkt, an dem unsere Unzufriedenheit so groß wird, dass wir etwas ändern müssen.

Spätestens dann wird es Zeit für eine ehrliche und gründliche Bestandsaufnahme deines Wesens, deiner Vorlieben und deines Lebens. Frage dich: Wer bin ich? Und spiele ich noch die Hauptrolle in meinem Leben? Sich mit seinem Leben zu identifizieren, ist die Basis einer ausgewogenen Lebensenergie. Hier stehst du voll und ganz im Mittelpunkt. Lass dich nicht von anderen verunsichern, wenn du beginnst, dich zu verändern oder etwas in deinem Umfeld neu zu gestalten.

MEIN WOCHENCHECK

Bevor es losgeht, beantworte dir die folgenden Fragen:

Was ist wirklich wesentlich für mich?

....

....

....

Was sind meine Leidenschaften, Hobbys und Schwerpunkte im Leben?

....

....

....

Welche Zukunftsvision habe ich von mir?

....

....

....

Was ist meine persönliche Identität? Nenne drei Eigenschaften:

....

....

....

DER WOCHENIMPULS

In dieser Woche solltest du täglich den folgenden Impuls nutzen, um dir an unterschiedlichen Orten deines Alltags nah zu sein. Das kann dein Arbeitsplatz, dein Wohnzimmer, dein Hobbyraum oder Ähnliches sein. Dann schaue dich im Raum um. Frage dich, während dein Blick zum Beispiel über deinen Schreibtisch, das Sofa oder über die Wände deiner Wohnung gleitet: Identifiziere ich mich mit dem, was ich sehe? Sehe ich Ordnung oder Unordnung? Spiegeln die Dinge um mich herum das wider, was ich wirklich fühle? Erkenne ich mich darin? Sehe ich, was ich wirklich will? Unterstützt mein Umfeld mein Leben in einer positiven Weise? Überlege dann, was im Raum zu dir passt und was eventuell nicht mehr.

In einigen Gegenständen wirst du dich sicherlich wiedererkennen, in manch anderen nicht mehr. Frage dich darüber hinaus: Erlebst du durch den Anblick von Dingen um dich herum einen Energieverlust? Kommt das Bedürfnis in dir auf, etwas verändern zu wollen?

Diese Übung zeigt dir, ob deine Lebensumstände mit deinem Inneren im Einklang sind. Alles, was du im Außen siehst und fühlst, spiegelt dein Leben wider, formt deine Gedanken, beeinflusst deine Gefühlswelt und hat Auswirkungen auf deinen Energiehaushalt. So kann das Bild eines verstorbenen Weggefährten auf der Fensterbank in uns entweder Freude oder Trauer auslösen. Ermahnt uns ein voller Schreibtisch, unerledigte Arbeiten in Angriff zu nehmen, oder vermittelt er uns Freude am Chaos? Und wozu haben wir diesen Schaukelstuhl, wenn er nie benutzt wird? Nimm diese Übung spielerisch an. Falls du daraufhin etwas verändern möchtest, so tue es. Wenn dem nicht so ist, dann ist es genauso gut. Akzeptiere alles, was du siehst und fühlst, mit einem liebevollen Blick.

TIPPS FÜR DEN ALLTAG

- Wie kannst du üben, authentischer zu werden? Denke daran, dass niemand dich besser kennt als du selbst, selbst wenn sich der Zugang zu dir manchmal blockiert anfühlt.
- Spüre in dich hinein, beobachte dich und lerne dich immer wieder neu kennen, denn jedes Alter bringt ein neues Ich hervor.
- Respektiere deine Komplexität – deine Persönlichkeit hat viele Facetten.
- Sage immer freundlich und respektvoll, was du denkst.
- Folge deinem eigenen Stil, bei dem du dich wohlfühlst.
- Sei stolz auf etwas, das du gut kannst.
- Bedenke immer: Du musst nichts Spektakuläres tun, um individuell zu sein.
- Bleibe bei deinen Stärken, lass dich von anderen inspirieren, aber kopiere sie oder vergleiche dich nicht.
- Mach deine Werte nicht von der Meinung anderer abhängig.

MEIN WOCHENFAZIT

Was ist mir diese Woche gut gelungen?

....

....

....

Was kann ich in die nächste Woche mitnehmen?

....

....

....

Wofür bin ich diese Woche dankbar?

....

....

....

AFFIRMATIONEN

Ich bin authentisch.
Ich bin neugierig auf mich.

12. WOCHENIMPULS

GELDSEGEN

Ziel der Woche: Ich ehre mein Geld.

WORUM ES IN DIESER WOCHE GEHT

Manchen Leuten scheint das Geld an den Fingern zu kleben, während es anderen zwischen den Fingern zerrinnt. Finanzsorgen stressen viele Menschen und erschöpfen sie zunehmend. Hinzu kommt: Die meisten Menschen sind davon überzeugt, dass sie mit mehr Geld weniger Sorgen und Probleme hätten. Sie glauben, dass Geld ihre Anstrengung beendet. Sie glauben, dass sie mit genügend Finanzmitteln endlich tun könnten, was ihnen gefällt, und ein wundervolles Leben führen würden.

Was uns am Geld glücklich macht, ist aber nicht das Geld an sich, sondern die Freiheit, die wir dadurch gewinnen. Wir können uns mit seiner Hilfe für oder gegen etwas entscheiden. Letztlich kann uns aber kein Reichtum der Welt erfüllen, wenn wir uns nicht von innen heraus wohlfühlen. Viele reiche und berühmte Menschen haben eindrucksvolle Beweise dafür geliefert, dass Wohlstand allein nicht glücklich macht. Wie wir mit unseren Finanzen umgehen, ist daher ein perfekter Spiegel dessen, wie wir mit uns selbst umgehen: Unser Selbstwertgefühl und wie wir Materielles bewerten, zeigt sich in unserer Beziehung zum Geld. Unsere Beziehung zum Geld sollten wir pflegen wie eine heilsame Freundschaft. Statt den Mangel zu fürchten, sollten wir uns mit dem Geld anfreunden und es einladen, zu uns zu kommen.

Aus spiritueller Sicht ist Geld letztlich nur eine weitere Form von Energie. Halten wir es fest, so kann es nicht fließen. Halten wir unseren Geldfluss dagegen in Bewegung, werden wir umso reicher. Wenn wir uns an den Gedanken klammern, dass wir zu wenig Geld haben, blockieren wir die Fähigkeit des Geldes, zu uns zu kommen. Wir können lernen, die Fließrichtung selbst zu bestimmen und sie nicht fremdbestimmen zu lassen. Durch mentales Training und finanzielle Beratung können wir auf unseren Geldfluss Einfluss nehmen. Hierbei geht es primär darum, Existenzsorgen und den damit verbundenen Mangelzustand zu beheben.

MEIN WOCHENCHECK

Bevor es losgeht, beantworte dir die folgenden Fragen:

Welche positiven Assoziationen habe ich zum Geld?

....

....

....

Wie viel Freude habe ich an Geld?

....

....

....

Wie kann ich meine Einstellung zum Geld verändern?

....

....

....

DER WOCHENIMPULS

Dieser Wochenimpuls soll dich unterstützen, eine andere Sichtweise auf dein Geld zu bekommen. Das Motto lautet: Achte dein Geld, und dein Geld achtet dich. Nimm dir Zeit, einen Brief zu schreiben – und zwar aus der Sicht des Geldes. Es schreibt an dich als Besitzerin oder Besitzer. Was denkt und fühlt das Geld über dich? Wie erlebt es eure Beziehung? Wie fühlt es sich von dir behandelt? Darf es bei dir sein oder bleiben? Fühlt es sich wie ein wertloses Stück Papier oder fühlt es sich geliebt? Fühlt es sich ausgenutzt, weil du es nur besitzen willst? Lass auch die Wünsche des Geldes zu Wort kommen. Was erzählt es dir über Wertschätzung, Freude und Dankbarkeit? Was erzählt dir das Geld über deine Anstrengung? Lies dir diesen Brief im Anschluss laut vor. Fühle nach, was mit dir geschieht, wenn du diese Worte hörst.

So zum Beispiel könnte der Brief anfangen:

»Liebe Tala, hier spricht dein Geld. Ich finde, dass du mich immer zu schnell ausgibst. Ich würde gerne etwas länger bei dir bleiben. Überlege doch einen Moment länger, bevor du mich weggibst und wofür …«

Als weiteren Impuls dieser Woche empfehle ich dir, einen Moment innezuhalten, wann immer du Geld ausgibst, sei es, wenn du eine Rechnung überweist, etwas einkaufst oder einem Bedürftigen ein paar Euro gibst. Dann sage dir: Danke, dass ich die Ressourcen habe, diese Rechnung zu begleichen. Ich bin dankbar, etwas zur gesamtgesellschaftlichen Wirtschaft beizutragen. Lerne, dich von deinem Geld bei einer Ausgabe zu verabschieden.

TIPPS FÜR DEN ALLTAG

- Schaffe Ordnung in deinem Portemonnaie, indem du unnütze Kundenkarten aussortierst und alte Belege wegwirfst.
- Führe ein Haushaltsbuch, so kannst du besser kalkulieren. Fange damit in dieser Woche an.
- Investiere in dich: Fördere deine Weiterbildung.
- Baue eine Notreserve auf, indem du jeden Monat ein bisschen Geld sparst.
- Mache dir immer wieder bewusst, welches Verhältnis du zu deinem Geld hast.
- Um mehr Geld zu bekommen, musst du Geld investieren.
- Je mehr du bereits eingenommen hast, desto leichter ziehst du weiteres Geld an.

- Höre Podcasts zu diesem Thema. Lass dich motivieren.
- Wisse genau, was du willst. Male es dir aus, nimm es geistig in Besitz.

MEIN WOCHENFAZIT

Was ist mir diese Woche gut gelungen?

....

....

....

Was kann ich in die nächste Woche mitnehmen?

....

....

....

Wofür bin ich diese Woche dankbar?

....

....

....

AFFIRMATIONEN

Ich ehre das Tun,
mit dem ich mein Geld verdiene.
Ich bin reich.

MONATSRESÜMEE

Die Hoffnung kann sehen, dass es trotz aller Dunkelheit Licht gibt.

Desmond Tutu

Welche Einsichten habe ich in den letzten vier Wochen gewonnen?

....

....

....

....

....

Ein Thema, das ich in mein Leben einladen möchte:

....

....

....

....

....

Welche waren meine größten Glücksmomente mit mir selbst?

....

....

....

....

....

Meine Notizen:

....

....

....

....

....

....

....

....

....

....

13. WOCHENIMPULS

ORDNUNG

Ziel der Woche: Ich schaffe Ordnung.

WORUM ES IN DIESER WOCHE GEHT

Ordnung ist der Meister: Für einen klaren Geist und unser gesundheitliches Wohlbefinden brauchen wir Ordnung in unserem Leben. In der Naturheilkunde ist beispielsweise die Ordnungstherapie ein Grundpfeiler für eine gesundheitsfördernde Lebensführung mit ihren praktischen Anleitungen. Jede Form von Strukturierung der äußeren und inneren Lebensführung verhilft uns zu mehr Klarheit und Gesundheit. Ordnung in den eigenen vier Wänden vermittelt uns Klarheit und vereinfacht unser Leben. Oft suchen wir nach Dateien, Brillen, Büchern, Dokumenten, Hausschlüsseln und Kleidung. Wir zerstreuen so unsere Energie. Umfragen haben gezeigt, dass wir rund 15 Tage im Jahr nach etwas suchen. Das wiederum heißt, dass wir in unserem Erwachsenenleben durchschnittlich etwa zweieinhalb Jahre nur mit Suchen beschäftigt sind – vergeudete Zeit und verschwendete Energie!

Erinnern wir uns in diesem Zusammenhang noch einmal an den Begriff der Lebenskraft aus der Einleitung. Die Lebenskraft fließt durch alles hindurch, durch den menschlichen Körper, die Tiere, die Pflanzen, durch alle Gegenstände und Gebäude. Ebenso beeinflusst unsere persönliche Lebenskraft die Umgebung. Wir sind also nicht nur mit unserer direkten Umgebung, sondern letztlich mit dem ganzen Kosmos verbunden. Dunkelheit, Unordnung, Staub und Feuchtigkeit verhindern, dass die Lebenskraft in unserer Umgebung gleichmäßig fließt. Dies spüren wir beispielsweise, sobald wir in den Keller gehen.

Harmonie und Wohlbefinden hängen eng mit Sonnenlicht, Ordnung und Sauberkeit zusammen. Minimalismus hilft, das Leben zu vereinfachen. Aufzuräumen und Unnützes auszusortieren sind einfache Mittel, um sich von gefühltem Ballast zu befreien und wieder mehr Leichtigkeit und Klarheit ins eigene Leben zu bringen. Sicherlich kennst du die Situation, dass du Gegenstände, Kleidungsstücke und Ähnliches schon lange nicht mehr verwendet oder angezogen hast, dich dennoch nicht davon trennen kannst. Vergangenes wirkt aber auf uns ein, und alte, unbenutzte Gegenstände binden unsere Energie. Möchten wir ein harmonisches energetisches Verhältnis in unseren eigenen vier Wänden haben, so ist es ratsam, sich von Dingen zu trennen, die wir nicht mehr benutzen. Je weniger Gegenstände und Möbel wir in unserem Zuhause haben, desto besser kann die Energie dort fließen. Erstaunliches geschieht, wenn wir Ordnung im Außen schaffen: Unser Kopf entspannt sich ebenfalls. Umgekehrt gilt: Wenn wir Ordnung im Geiste schaffen, folgt das natürliche Bedürfnis, auch unsere Umgebung zu strukturieren und/oder aufzuräumen.

MEIN WOCHENCHECK

Bevor es losgeht, beantworte dir die folgenden Fragen:

An welchen Stellen in meinem Zuhause macht mir die Unordnung am meisten zu schaffen?

In welchen Ecken und Räumen meiner Wohnung fühle ich mich wohl?

Von welchen Gegenständen in meinem Zuhause kann ich mich auf Anhieb und problemlos trennen?

DER WOCHENIMPULS

Diese Woche geht es darum, dass du dir eine Ecke in deinen vier Wänden suchst, die du entrümpeln wirst. Und: Putzen erdet! Das Motto lautet »einfach handeln!«, nicht »herumfackeln« oder nachdenken. Viele Menschen neigen dazu, sich monatelang über den vollen Keller, den platzenden Kleiderschrank, den Zeitschriftenberg, das überfüllte Bücherregal, die volle Schublade zu beklagen, anstatt dort einfach kurz anzupacken und Ordnung zu schaffen. Dauerhaft auf Unerledigtes zu blicken, raubt uns unbewusst Kraft, es schwingt im Hinterkopf mit und belastet unnötig unser Energiedepot. Alles, was du länger als ein Jahr nicht berührt oder benutzt hast, wirst du im kommenden Jahr mit allergrößter Wahrscheinlichkeit auch nicht nutzen. Trenne dich also diese Woche bewusst von Gegenständen, die dir Energie rauben, auch von jenen, die dich an Schmerzliches und Vergangenes erinnern. Fange an und zieh es ohne Murren und Knurren durch. Geh in kleinen Schritten vor, damit du motiviert bleibst.

Du wirst dich sofort besser fühlen!

TIPPS FÜR DEN ALLTAG

- Gewöhne dir an, häufig gebrauchte Gegenstände an einen festen Platz zu legen, damit du sie wiederfindest.
- Denk daran: Je weniger du besitzt, umso weniger musst du suchen.
- Permanente künstliche Beleuchtung schwächt tagsüber das natürliche Licht. Lasse daher viel natürliches Licht deine Räume durchfluten. So strömt mehr Lebenskraft hinein.
- Putze deine Fenster, das trägt sofort eine andere Energie in dein Zuhause.
- Hänge in dunklen Ecken Windspiele oder Mobiles auf, das bringt die Energie dort und im Raum in Bewegung.
- Zimmerpflanzen sind die beste und natürlichste Form zur Stärkung des Energieflusses im Raum.
- Beschrifte Kartons oder Schubfächer beim Ordnung schaffen so, dass die Beschriftung auf den ersten Blick lesbar ist.

- Hebe keine unsinnigen Dinge auf (zum Beispiel alte Zeitschriften).
- Besorge dir Tageslichtlampen für deinen Arbeitsplatz.
- Schalte nachts das WLAN aus, damit du strahlenfreier schlafen kannst.

MEIN WOCHENFAZIT

Was ist mir diese Woche gut gelungen?

....

....

....

Was kann ich in die nächste Woche mitnehmen?

....

....

....

Wofür bin ich diese Woche dankbar?

....

....

....

AFFIRMATIONEN

Ich bringe Ordnung in mein äußeres und inneres Leben.
Ich bin bereit, mich von unnützen Dingen zu trennen.

14. WOCHENIMPULS

ATMEN

Ziel der Woche: Ich entspanne durch Atmen.

WORUM ES IN DIESER WOCHE GEHT

Dieser Wochenimpuls zeigt dir, wie du deinen Atem als Kraftquelle nutzen kannst. Verschiedene Atemtechniken ermöglichen es dir, mehr Achtsamkeit in dein Leben zu bringen und einen bewussten Umgang mit dir selbst zu kultivieren.

Es ist kein Zufall, dass der Atem seit Jahrtausenden zur Selbstregulierung und zur Steigerung der Lebensenergie verwendet wird. In vielen alten Kulturen wird der Atem als der Sitz der Lebenskraft bezeichnet. Ob der lateinische *spiritus* (Geist), griechisch *psyche*, hebräisch *ruach*, im Sanskrit *atman* oder *prana* – diese Wörter klingen unterschiedlich, haben aber alle dieselbe Bedeutung: Atem, Geist oder Seele.

Dein Atem ist die Brücke zwischen deinem Geist und deinem Körper, zwischen dem Stofflichen und dem Feinstofflichen, zwischen dem Bewussten und dem Unbewussten. Vielleicht kennst du den Satz »So, wie wir atmen, leben wir«. Unser Atemmuster ist ein Wegweiser dafür, wie wir leben. Unsere Atmung zeigt uns, wie wir das Leben erfahren: atemlos, weit, entspannt, flach, angestrengt, bewusst, unbewusst. Sie ist ein hervorragendes Hilfsmittel, um mit der Gegenwart in Kontakt zu kommen, bewusst im Hier und Jetzt zu sein und den Bedürfnissen des Körpers zu lauschen. Bewusstes Atmen reguliert dein Nervensystem, und du hast dadurch die Möglichkeit, aktiv Einfluss auf deine Realität zu nehmen. Die Atmung ist eine autonome Funktion deines Körpers, die immer da ist und auf die du in jeder Lebenslage zurückgreifen kannst. Nutze deinen Atem in dieser Woche, um bewusst zur Ruhe zu kommen und deinen Körper zu entspannen.

MEIN WOCHENCHECK

Bevor es losgeht, beantworte für dich die folgenden Fragen:

Wie fließt mein Atem?

....

....

Bei welchen Tätigkeiten halte ich den Atem an?

....

....

Was brauche ich, um ausatmen zu können?

....

....

DER WOCHENIMPULS

Beobachte und spüre bei allen möglichen Gelegenheiten deinen Atem – beim Arbeiten, beim Ausruhen, beim Spazierengehen. In welchem Rhythmus bewegt er sich? Atme bewusst tief ein und aus, wenn du gestresst bist. Schenke dir beim bewussten Atmen dein schönstes Lächeln.

Die folgenden Übungen begleiten dich durch diese Woche. Nutze Pausen im Alltag, um dich immer wieder auf deine Atmung zu fokussieren, zum Beispiel während du auf etwas oder jemanden wartest.

Basisübung zur Beobachtung des Atems

Setze dich entspannt hin oder gehe langsam umher.
Nimm deine Ein- und Ausatmung bewusst wahr.
Du kannst innerlich folgende Worte sprechen: »Ich atme ein – eins«, »Ich atme aus – zwei«. Falls dir der vollständige Satz nicht zusagt, kannst du auch nur die Eins als »eiiiiiiinnnnnssss« auf die Dauer eines Atemzuges denken.
Wenn du mit dem zweiten Einatmen beginnst, machst du weiter: »Ich atme ein – drei«. Ausatmen: »Ich atme aus – vier« (oder »dreeeei«, »vieeer«).

Führe dies fort und zähle so bis zehn. Wenn du bei zehn angekommen bist, beginne wieder mit »eins«.
Immer wenn du wahrnimmst, dass du aufgehört hast zu zählen, beginne wieder mit »eins«.

Diese Übung hilft dir, mit der Aufmerksamkeit bei deinem Atmen zu bleiben, ebenso werden deine Emotionen und Gedanken für den Moment ausgeschaltet, weil du mit Zählen beschäftigt bist. Diese Atembeobachtung kannst du also auch anwenden, um negative Gedankenströme zu unterbrechen.

Die folgende Atemübung aus dem Yoga hilft dir, zu entspannen und bei dir anzukommen.

4:4:6-Atmung

1. Atme mit geschlossenem Mund vier Sekunden lang durch die Nase ein.
2. Halte den Atem für vier Sekunden an.
3. Atme sechs Sekunden lang durch die Nase wieder aus.

Achte darauf, bei langen und tiefen Atemzügen möglichst durch die Nase ein- und auszuatmen, so wird die geatmete Luft von der Nasenschleimhaut befeuchtet und gereinigt.

Bei der nächsten Übung verbindest du die Atmung mit einer Bewegung, um die Entspannung und ihre wohltuende Wirkung zu vertiefen.

Körperintegration: Ballast abwerfen

Stehe aufrecht und entspannt, schließe deine Augen.
Lege deine rechte Hand auf deine linke Schulter, nimm deine Atmung wahr.
Stelle dir vor, wie sich unter deiner Hand auf der Schulter alles sammelt, was dich belastet.

Mit einer kräftigen langen Ausatmung führst du nun die Hand ruckartig am linken Arm entlang nach unten und schleuderst den Ballast fort. Wiederhole diese Übung so oft, bis du eine Erleichterung wahrnimmst. Führe die Übung danach auf der anderen Seite durch.

Besonders wirksam ist diese Übung, wenn du sie im Freien machst und dich dem Sonnenlicht zuwendest.

TIPP FÜR DEN ALLTAG

Bereite dir einen Tee aus getrocknetem oder frischem Thymiankraut, das Gerbstoffe, Flavonoide und ätherisches Öl enthält. Diese Inhaltsstoffe entspannen die Bronchialmuskulatur, fördern den Abtransport von Schleim und wirken antioxidativ und entzündungshemmend.

MEIN WOCHENFAZIT

Was ist mir diese Woche gut gelungen?

....

....

Was kann ich in die nächste Woche mitnehmen?

....

....

Wofür bin ich diese Woche dankbar?

....

....

AFFIRMATIONEN

Ich atme aus.
Mein Atem gibt mir Kraft.

15. WOCHENIMPULS

WASSER

Ziel der Woche: Ich entlaste meinen Körper.

WORUM ES IN DIESER WOCHE GEHT

Kennst du dieses Gefühl? Du fühlst dich dauerhaft abgeschlagen, nicht »nur« müde, sondern regelrecht erschöpft. Sogar alltägliche Aufgaben werden anstrengend und du bist völlig überfordert, begleitet von innerer Unruhe, Nervosität, Muskelverspannungen oder Schlafstörungen. Das kann dich regelrecht krank machen, denn dann ist der Körper auf Dauer im Ungleichgewicht und es können sich Infektanfälligkeit und chronische Beschwerden entwickeln. In diesem Fall arbeiten unsere Entgiftungsmechanismen (wie Haut, Blutkreislauf, Lymphsystem) und Organe (wie Lunge, Leber und Nieren) auf Hochtouren, um die Schadstoffe abzutransportieren. Durch unseren hektischen Lebensstil muten wir unserem Körper zu viel zu: Stress, Bewegungsmangel, Medikamente, raffinierter Zucker, Umwelt- und Genussgifte belasten unseren Organismus. Darum ist es wichtig, unseren Körper einfach und effektiv zu unterstützen.

Eine hochgradig wirkungsvolle Methode ist eine ganz einfache: die Reinigung und Entgiftung durch das Trinken von Wasser. Unseren Körper waschen wir von außen ganz selbstverständlich mit Wasser. Aber auch von innen reinigt Wasser den Körper und hilft auf simple, sehr effektive Art, den Körper und seine Entgiftungsorgane zu entlasten. Wasser hat den Vorteil, dass es den Magen durchläuft, ohne verdaut werden zu müssen, anders als Brausen, Kaffee oder Saft, die wesentlich länger brauchen, um den Magen zu passieren. Je nach Getränk kann es 60 bis 120 Minuten dauern, bis Getränke in den Darm gelangen. Hinzu kommt, dass Wasser frei von Kalorien und Zusatzstoffen ist, dem Körper gibt, was er braucht, und deine Gesundheit fördert.

WARUM EINE GUTE WASSERVERSORGUNG FÜR DEINE GESUNDHEIT UNERLÄSSLICH IST

- Alle Körperzellen benötigen Wasser, um bestmöglich zu funktionieren – der Körper erhält dadurch mehr Energie und ist leistungsfähiger.
- Das Hautbild wird positiv beeinflusst – die Haut bleibt straffer und frischer und altert langsamer.
- Wasser hilft dem Körper bei der Nahrungsverarbeitung, da es die Nährstoffe aus der Nahrung herauslöst. So gelangen Zucker, Salz, ein Teil der Vitamine und viele Mineralstoffe mithilfe des Wassers zu den Zellen.
- Wasser entgiftet den Körper – dadurch werden Leber, Nieren und Lymphe entlastet.
- Wasser ist das Kühlmittel des Körpers, mit seiner Hilfe können alle Körperfunktionen gleichbleibend optimal ausgeführt werden.
- Wasser hilft bei der Verdauung: Ballaststoffe im Darm quellen durch Wasser auf und können vom Darm leichter verarbeitet werden.
- Wasser ist notwendig, um wichtige Hormone für das Gehirn zu produzieren.
- Wasser spielt eine große Rolle für die Elastizität unseres Knorpelgewebes. Als Gleitmittel dient es den Knorpeln zwischen den Gelenken und sorgt ebenso für die Polsterung der Bandscheiben in der Wirbelsäule.

MEIN WOCHENCHECK

Bevor es losgeht, beantworte dir die folgenden Fragen:

Woran merke ich, dass ich durstig bin?

....

....

Welche Getränke trinke ich üblicherweise über den Tag verteilt?

....

....

Wie viel Liter Wasser trinke ich am Tag durchschnittlich?

....

....

....

DER WOCHENIMPULS

In dieser Woche geht es darum, deinen Körper zu entlasten. Trinke die nächsten sieben Tage, wann immer du Durst verspürst, nur Wasser (am besten ohne Kohlensäure) und vermeide alle anderen Getränke. Es wird eine Woche ohne Saftschorlen, Cola, Brause, Kaffee, Tee und alkoholische Getränke sein. Falls dir reines Wasser überhaupt nicht schmeckt oder zu langweilig erscheint, kannst du eine frisch ausgepresste Zitrusfrucht hinzufügen. Wenn du noch mehr für deinen Körper tun möchtest, dann trinke das Wasser lauwarm oder sogar heiß. Dein Körper muss dann weniger Energie aufwenden, um das Wasser auf Körpertemperatur zu erwärmen. Aus wissenschaftlicher Sicht benötigen wir täglich 33 Milliliter Wasser pro Kilogramm Körpergewicht. Wer zum Beispiel 70 Kilogramm wiegt, benötigt circa 2,3 Liter Wasser am Tag, um nicht zu dehydrieren. Wer seinen täglichen Wasserbedarf genau ermitteln möchte, rechnet also sein Körpergewicht in Kilogramm mal 0,033.

Mir ist bewusst, dass dieser Wochenimpuls nicht einfach umzusetzen ist. Keiner verzichtet gern freiwillig auf seinen geliebten Kaffee am Morgen oder sein Glas Wein am Wochenende. Es bedarf vielleicht eines Anstoßes, um diesen Wochenimpuls erfolgreich zu initiieren. Probiere dieses Wasserexperiment daher ganz bewusst in einem Moment aus, in dem du dich ausgelaugt und/oder unkonzentriert fühlst. Dann trinke mindestens drei große Gläser Wasser und nimm anschließend eine pure Prise Salz dazu. Warte etwa 15 Minuten und beobachte, was in dir vorgeht. Du wirst überrascht sein, wie viel besser du dich fühlst. Diese Erfahrung wird dir das Eine-Woche-Wasser-trinken bestimmt erleichtern.

TIPP FÜR DEN ALLTAG

Warmwassertherapie wird in der fernöstlichen Medizin sehr oft empfohlen. Es entgiftet den Körper und hilft ihm, leistungsfähiger zu werden. Trinke hierfür direkt nach dem Aufstehen drei bis vier Gläser mit jeweils 200 Milliliter warmem Wasser auf nüchternen Magen. Falls dir diese Menge an Wasser zu Beginn zu viel ist, starte mit ein bis zwei Gläsern und steigere dich langsam. Für einen bestmöglichen Effekt im Körper ist es wichtig, dass du erst nach 30 Minuten etwas isst oder deine Medikamente einnimmst.

MEIN WOCHENFAZIT

Was ist mir diese Woche gut gelungen?

....

....

....

Was kann ich in die nächste Woche mitnehmen?

....

....

....

Wofür bin ich diese Woche dankbar?

....

....

....

AFFIRMATIONEN

Wasser, reinige mich.
Wasser, bringe meine Lebenskraft
ins Fließen.

16. WOCHENIMPULS

STILLE

Ziel der Woche: Ich gehe bewusst in die Stille.

WORUM ES IN DIESER WOCHE GEHT

Es gibt sie, diese Tage, an denen wir uns antriebsschwach und zerfahren fühlen, uns kaum konzentrieren können und einen leeren Kopf haben. Bevor wir an diesem Punkt ankommen, haben wir meist mehr Energie gegeben als erhalten – unsere Speicher sind leer. Einflüsse, die negativ und energiezehrend auf den Menschen einwirken und seine Aufmerksamkeit erfordern, gibt es viele. Je nach Konstitution und Intensität der Belastung reagieren wir unterschiedlich. Führt eine solche Situation zu innerer Zerrissenheit und Unausgeglichenheit, ist unser Energiesystem bald erschöpft. Wir merken, dass unser Körper Ruhe und Pausen braucht. Doch genau hier liegt die Herausforderung: Wir sind zwar Meister im Schaffen und Leisten, aber nicht im Ausruhen und in der Regeneration. Sobald wir uns erschöpft und schwach fühlen, fangen wir an, uns kritisch zu betrachten. Nicht selten wird Entspannung sogar als Bedrohung erlebt, weil sich unterdrückte Emotionen melden oder wir schlicht verlernt haben, »nichts zu tun«. Sich zu entspannen ist nicht einfach, vor allem dann nicht, wenn wir es nie gelernt haben.

Pausen zu kultivieren ist die hohe Schule der Selbstfürsorge. Pausieren ist das Aussetzen einer Aktivität. Wir bewegen uns für einige Minuten mal nicht auf ein Ziel zu. Nur in der Stille und in der Ruhe – wenn wir uns eine Pause gönnen – fühlen wir, wie es uns geht und was wir wirklich brauchen. Erst beim Ausruhen entsteht ein heilsamer Dialog zwischen dem Bedürfnis und dem, was wirklich wichtig ist. In die Ruhe zu kommen hilft uns, Abstand zu gewinnen und wieder mehr Klarheit über uns und unsere wirklichen Bedürfnisse zu erhalten.

MEIN WOCHENCHECK

Bevor es losgeht, beantworte dir die folgenden Fragen:

Welche Formen von Pausen entsprechen mir?

....

....

Wie verbringe ich ruhige Momente des Tages?

....

....

Brauche ich zum Ausruhen Genussmittel?

....

....

Wo oder mit wem kann ich am besten entspannen?

....

....

DER WOCHENIMPULS

Nimm dir für diese Übung an jedem Tag dieser Woche 5 bis 10 Minuten. Besonders nach Feierabend hilft dir die Übung, wieder zu dir selbst zu finden.

Ankommen in der Ruhe

Stelle dir eine Uhr über die gewünschte Zeit.
Sitze oder liege in einer ruhigen Umgebung, vollkommen ohne Ablenkung. Kein Getränk, keine Zigarette, kein Handy, kein Lesen, keine Musik, keine Zeitschrift, kein Scrollen und Chatten. Einfach nur Sitzen oder Liegen. Höre in diesen 5 bis 10 Minuten auf, dich zu fragen: »Was mache ich als Nächstes?« oder »Was muss noch erledigt werden?« Konzentriere dich auf dich – also auf deinen Körper und deine Seele. Diese Form einer Pause, so ganz ohne Reize von außen, ist eine gute Übung, um bei dir anzukommen. Nimm deine Reaktionen bewusst wahr. Wenn du einschläfst, ist es völlig in Ordnung. Falls du Lange-

weile empfindest, herzlichen Glückwunsch! Falls es dir nicht so einfach gelingt zu entspannen, dann frage dich, warum. Was meldet sich auf emotionaler und körperlicher Ebene bei dir? Gib deinen Gefühlen den Raum, den sie brauchen. Wie kannst du dich jetzt unterstützen? Nimm abschließend drei tiefe Atemzüge und dehne deinen Körper.

TIPPS, UM BEI DIR UND DEINEN GEFÜHLEN ZU BLEIBEN

- Was fühlst du gerade?
- Welche Stimmung nimmst du in dir wahr?
- Wo sitzt dieses Gefühl?
- Was wäre dieses Gefühl, wäre es eine Farbe oder ein Material?
- Was hält dich davon ab, dich mit deinem Blick nach innen zu wenden?

TIPPS FÜR DEN ALLTAG

- Begib dich in deinen Pausen in die Natur.
- Nutze jede Form von sanfter Bewegung, zum Beispiel Spazierengehen.
- Summe vor dich hin – das beruhigt dein Nervensystem.
- Gönne dir einen kurzen Tagschlaf (Powernapping), maximal 30 Minuten.
- Atme bewusst ein und aus.
- Pausiere kurz in einem Gespräch und bemerke die Stille, die diesem Moment innewohnt.
- Wenn du unterwegs bist oder Sport treibst, werde langsamer in deinen Bewegungen.

MEDITATION: BEWUSSTES SEIN

In dieser Meditation wirst du bewusst atmen und so bewusst entspannen.

Wo du auch gerade bist, nimm deine Körperhaltung beim Stehen,

Sitzen oder Liegen wahr. Du solltest nichts tun, außer dir deine aktuelle Haltung zu vergegenwärtigen. Wenn du magst, schließe deine Augen und frage dich: Was brauche ich, um zu entspannen? Was kann ich loslassen?

Im nächsten Schritt nimm deinen Atem wahr, ohne ihn zu verändern oder zu kontrollieren. Er fließt ein und aus.

Erkunde mit Neugier deine Atembewegung: Kommt die Atmung an der Bauchdecke an? Oder hört deine Atmung schon im Brustkorb auf? Durch welches Nasenloch atmest du hauptsächlich?

Verharre für einige Minuten in dieser Haltung. Wenn deine Aufmerksamkeit abschweift, werde dir wieder deines Körpers gewahr und komm zurück zu deiner Atmung.

MEIN WOCHENFAZIT

Was ist mir diese Woche gut gelungen?

....

....

....

Was kann ich in die nächste Woche mitnehmen?

....

....

....

Wofür bin ich diese Woche dankbar?

....

....

....

AFFIRMATIONEN

Stille ist meine Medizin.
Ich darf mich ausruhen.

MONATSRESÜMEE

Als ich begann, nicht mehr so hart zu mir selbst zu sein, wurde auch der Rest der Welt sanfter.

Clara Louise

Welche Einsichten habe ich in den letzten vier Wochen gewonnen?

....

....

....

....

....

Ein Thema, das ich in mein Leben einladen möchte:

....

....

....

....

....

Welche waren meine größten Glücksmomente mit mir selbst?

....

....

....

....

....

Meine Notizen:

....

....

....

....

....

....

....

....

....

17. WOCHENIMPULS

VERGANGENHEIT

Ziel der Woche: Ich ehre meine Geschichte.

WORUM ES IN DIESER WOCHE GEHT

Wir alle kennen Krisen und die damit einhergehenden Sorgen. Jede Verunsicherung ist eine natürliche Reaktion, insbesondere wenn wir außergewöhnlichen Situationen ausgesetzt sind. Diese Sorgen rauben uns Kraft und Energie. Wir kommen schnell in unproduktive Gedankenschleifen und fragen uns: Was kann ich tun? Wie soll ich das alles schaffen? Worauf habe ich überhaupt einen Einfluss? Wenn uns solche wiederkehrenden Gedanken beschäftigen, ist der Körper im Stress. Zusammen mit möglichen Existenzsorgen und anderen Problemen schleicht sich ein Gefühl der Ohnmacht ein. Unsere Sorgen werden zu einem unüberwindlichen Berg.

Das Tückische an Sorgen ist, dass sie uns mehr auf zukünftige Ereignisse blicken lassen anstatt auf den gegenwärtigen Augenblick. Aber ein bewusster Blick in die Vergangenheit lohnt sich. Er zeigt uns nämlich, dass es uns immer wieder gelungen ist, scheinbar unüberwindbare Situationen zu bewältigen. Wir haben in unserer Vergangenheit unendlich viele Umwege genommen und dennoch Entwicklung erfahren. Das Leben hat uns mehr als einmal auf den Prüfstand gestellt und wir haben überlebt. Wir sind Überlebenskünstler und wahre Superhelden des Alltags! Diesen Blickwinkel müssen wir immer wieder einnehmen, damit wir uns nicht in Szenarien verlieren, die meist ohnehin nicht eintreten. Selbstverständlich tauchen auch in den Geschichten der Vergangenheit Verluste, Verletzungen, Prüfungen oder Fehler auf, die wir erfahren und gemacht haben, aber genau diese haben uns geformt und wappnen uns für künftige Krisenzeiten. Entscheidend ist zu erkennen, dass wir alles gut überstanden haben, und nicht nur das – wir sind sogar daran gewachsen. Wachstum findet in der Regel in den Phasen unseres Lebens statt, in denen wir unseren Herausforderungen gegenüberstehen und gestärkt aus diesen hervorgehen. Wir sollten uns also daran erinnern, was wir schon in unserem Leben geleistet haben, und dürfen stolz darauf sein. Dadurch sammeln wir Kraft für die Herausforderungen, die uns noch im Leben begegnen werden.

DER WOCHENCHECK

Bevor es losgeht, beantworte dir die folgenden Fragen:

Was hat mir bisher Kraft im Leben gegeben?

....

....

....

Welche schwierigen Situationen aus der Vergangenheit habe ich gut bewältigt?

....

....

....

Welche Lehre habe ich aus meinen Krisen gezogen?

....

....

....

Auf welche persönlichen Erfolge aus der Vergangenheit bin ich stolz?

....

....

....

DER WOCHENIMPULS

Für diesen Wochenimpuls suche bitte in deinem Fotoarchiv nach einem Jugendbild von dir. Falls du kein Foto aus deiner Jugend hast, nimm einen Gegenstand aus deiner Vergangenheit. Lege das Bild (oder den Gegenstand) so vor dich, dass du es (oder ihn) sehen kannst. Vergegenwärtige dir wichtige Stationen deines Lebens. Schreibe auf, was du alles schon geschafft hast. Du kannst zum Beispiel notieren:

Ich kann zwei Sprachen sprechen.

Ich habe die Schule abgeschlossen.

Ich habe meinen ersten Liebeskummer überwunden.

Erinnere dich mit einem Lächeln an die Person, die du damals warst. In jedem Leben gibt es heilsame und traurige Erinnerungen. Erinnere dich nicht nur an die großen Ereignisse, sondern berücksichtige auch die kleinen. Manches Erlebte hat Narben hinterlassen. Und alles, was wir überwunden haben, hat unsere kostbare Persönlichkeit geformt. Konzentriere dich bei deinen Überlegungen auf all die herzerwärmenden Erlebnisse deines Lebens.

Fühle in dich hinein. Welche Hürden hast du bereits genommen? Welche Stürme hast du überstanden? Durch welche Wüsten bist du gelaufen? Wo waren Wendepunkte in deinem Leben? Welche Schätze konntest du sammeln? Gerade in stürmischen Zeiten ist es gut, dir diese Bilder vor Augen zu führen und zu erkennen, was du bereits alles im Leben gemeistert hast. Betrachte dein Leben als eine Fülle an Entwicklungen und Wachstum. Du bist lebendig, du bist gewachsen und bist immer wieder aufgestanden, ganz gleich, wie oft du gefallen sein magst.

Zünde für dich eine Kerze an und stelle sie zum Bild oder zu dem Gegenstand und zu deiner Liste. Schaue dir diese Woche deine Erfolgsliste so oft wie möglich an und würdige dich und all das, was du gemeistert hast.

TIPPS FÜR DEN ALLTAG

- Schätze wert, was du täglich tust.
- Klopfe dir nach einem miesen Tag einfach auf die Schulter und vergegenwärtige dir, dass du dennoch nicht aufgegeben hast.
- Fokussiere dich auf die Dinge, die gut geklappt haben und die scheinbar selbstverständlich nebenherlaufen.

- Erkenne an, was du alles kannst.
- Dein Lebensweg verdient Respekt, erweise ihn dir.

MEIN WOCHENFAZIT

Was ist mir diese Woche gut gelungen?

....

....

....

Was kann ich in die nächste Woche mitnehmen?

....

....

....

Wofür bin ich diese Woche dankbar?

....

....

....

AFFIRMATIONEN

Ich vertraue darauf, dass sich alles zum Guten wendet.

Heute bin ich stolz auf das, was ich geschafft habe.

18. WOCHENIMPULS

KRAFTZELLEN

Ziel der Woche: Ich nähre meine Mitochondrien.

WORUM ES IN DIESER WOCHE GEHT

Ungünstige Lebensmittelkombinationen, ein Übermaß an zuckerhaltigen Nahrungsmitteln, schweres, zu viel kaltes und zu schnelles Essen, unterdrückte Gefühle und ein Mangel an Erholungsphasen geben uns ein bleiernes Gefühl, da unser Energiegefüge aus dem Lot gerät. Unweigerlich entstehen Entzündungsprozesse im Körper. Wenn dann auch noch Sorgen und Nöte hinzukommen, stecken wir in einer Sackgasse. Die Folge ist, dass der Körper schwer und müde wird.

Wenn wir wirklich an die Wurzel unserer Kraftlosigkeit wollen, dann kommen wir um eine gesunde Ernährung nicht herum. Unter einer gesunden Ernährung wird eine abwechslungsreiche, ausgewogene und frische Mischkost verstanden, die überwiegend aus pflanzlichen Lebensmitteln bestehen sollte. Die gute Nachricht ist, dass wir unserem Zellstoffwechsel mit einigen Nahrungsmitteln schnell etwas richtig Gutes tun können, insbesondere wenn wir zu Entzündungen neigen.

Zum tieferen Verständnis ein kleiner Ausflug in unsere Biologie: Im Inneren unserer Körperzellen gibt es kleine »Kraftwerke«, die Mitochondrien. Die Mitochondrien verwandeln die Energie, die wir über die Nahrung aufnehmen, in den nutzbaren Energieträger ATP (Adenosintriphosphat). Ohne das ATP könnte kein Organ unseres Körpers funktionieren. Sind unsere Mitochondrien beeinträchtigt oder agieren sie nur noch auf Sparflamme, sind wir nicht wirklich leistungsfähig. Die Mitochondrien können durch zahlreiche Faktoren belastet werden, beispielsweise durch freie Radikale, Schwermetalle, Haushaltschemikalien, Zigaretten, Alkohol, UV-Strahlung, Lösungsmittel, Feinstaub, Arzneimittel, chronische Erkrankungen, Operationen und durch eine einseitige Ernährung, also einen Nährstoffmangel. Deshalb ist es wichtig, dass wir unseren Zellkraftwerken Aufmerksamkeit schenken und sie bei ihren Aufgaben durch unsere Ernährungsweise unterstützen, diese Woche und natürlich auch gern länger.

MEIN WOCHENCHECK

Bevor es losgeht, beantworte dir die folgenden Fragen:

Wie abwechslungsreich ist deine Ernährung?

....

....

....

Zu welchen Uhrzeiten isst du gewöhnlich?

....

....

....

Wo gehst du am liebsten einkaufen und fühlst du dich wohl dabei?

....

....

....

Isst du, um Energie zu bekommen oder um satt zu werden?

....

....

....

DER WOCHENIMPULS

In dieser Woche geht es darum, deine Körperwahrnehmung in Bezug auf deine Ernährung zu stärken. Frage dich vor jeder Mahlzeit und jedem Snack, ob du wirklich Hunger oder einfach nur Lust am Essen hast. Hinter dem Verlangen nach etwas »zwischen den Zähnen« steckt häufig ein Durstsignal des Körpers, das wir nicht immer als solches erkennen.

Wenn es kein Durst ist, sondern Süßhunger, dann verschwindet dieser oft von selbst, wenn du einen Moment wartest und ein Glas Wasser trinkst. Ganz nebenbei nimmst du so auch weniger Kalorien zu dir. Frage dich diese Woche, wie und wo du mehr Vielfalt in deine Ernährung einbauen kannst.

Für eine optimale Versorgung deiner Mitochondrien braucht der Körper B-Vitamine, aktivierte Folsäure, Coenzym Q10, Magnesium, Zink, Selen, Vitamin C und Alpha-Liponsäure. In folgenden Nahrungsmitteln sind diese Stoffe enthalten:

- **B-Vitamine:** Hülsenfrüchte, tierische Produkte, Sesam, Brokkoli, Sonnenblumenkerne, Linsen
- **Aktivierte Folsäure:** Feldsalat, Endiviensalat
- **Coenzym Q10:** Sardinen, Fleisch (allgemein), Olivenöl, grüne Paprika, Soja, grüne Bohnen, Walnüsse, Mandeln
- **Magnesium:** eine Handvoll frische Kräuter (zum Beispiel Petersilie, Spinat)
- **Zink:** Weizenkeime, Haferflocken, Kürbiskerne, frische Erbsen, Meerrettich, Feigen
- **Selen:** Vollkornprodukte, Samen und Nüsse
- **Vitamin C:** Sanddornbeeren, Johannisbeeren, rote Paprika, Grapefruit, Acerola, Hagebutte, Erdbeeren, Zitrone
- **Alpha-Liponsäure:** Leinöl, Rapsöl, Tomaten, Spinat, Brokkoli, Oliven, Walnüsse, Innereien

TIPPS FÜR DEN ALLTAG

- Vermeide zu viel Salz und verwende stattdessen mehr Kräuter.
- Greife zu Nüssen und Trockenfrüchten anstatt zu Schokolade.
- Iss frisches Obst anstatt Kompott oder Konserven.
- Vermeide fette Wurstsorten, iss lieber vegetarische Brotaufstriche oder Putenbrust.
- Bei Süßhunger iss süßlich schmeckende Gemüsesorten wie Karotten, Kartoffeln, Süßkartoffeln, Pastinaken, Kürbis oder warme Maronen.

MEIN TIPP: KURKUMA-MILCH

Bei einer Entzündungsneigung im Körper probiere Kurkuma-Hafermilch. Sie ist magenfreundlich und hilft gegen Kälteempfinden. Kurkuma kann mit seinem Farbstoff Curcumin aufwarten, der als Entzündungshemmer fungiert. Er festigt die Zellmembran und macht uns so widerstandsfähiger gegen Krankheiten:

150 ml Hafermilch und 100 ml Wasser werden in einem Topf leicht angewärmt. Füge der Milch einen halben Teelöffel Kurkumapulver und einen viertel Teelöffel Ingwerpulver zu. Nach Belieben kannst du noch eine gute Prise Kardamom und/oder Vanillepulver hinzufügen. Nimm die Kurkumamilch warm zu dir und am besten an jedem Morgen in dieser Woche.

MEIN WOCHENFAZIT

Was ist mir diese Woche gut gelungen?

....

....

....

Was kann ich in die nächste Woche mitnehmen?

....

....

....

Wofür bin ich diese Woche dankbar?

....

....

....

AFFIRMATIONEN

Ich ernähre mich gesund.
Meine Körperzellen sind kraftvoll.

19. WOCHENIMPULS

HILFE

Ziel der Woche: Ich bitte um Unterstützung.

WORUM ES IN DIESER WOCHE GEHT

Ein Grundbedürfnis von uns Menschen ist es, uns ein soziales Netzwerk aufzubauen. Einzelgängertum führt über kurz oder lang zur Vereinsamung. Alles und alle auf dieser Erde stehen in Abhängigkeit zueinander und sind miteinander verbunden. Wir brauchen uns gegenseitig, um zu reifen, zu wachsen und um uns gegenseitig zu heilen. Wir sind soziale Wesen und benötigen Kontakt und vor allem die Zuwendung anderer Menschen. Häufig jedoch trauen wir uns nicht, unsere Bedürftigkeit zu zeigen, geschweige denn sie zu kommunizieren. Denn nicht immer ganz vorn mitzuwirken und jederzeit zur Performance bereit zu sein, wird in unserer Leistungsgesellschaft häufig als Schwäche angesehen.

Man stelle sich eine Welt vor, in der wir unsere Unzulänglichkeiten mitteilen könnten, frei von Scham und Wertung. Es wäre eine sehr humane Welt. Um Hilfe zu bitten und gehört zu werden, macht die Welt sozialer und menschlicher. Es fördert unsere Empathie und ermöglicht es, Konflikte leichter zu lösen. Häufig wissen nicht einmal unsere engsten Freunde, Partner, Familienmitglieder und Kollegen, wie es in uns aussieht, wie es uns wirklich geht. Um Hilfe zu bitten, ist also kein Zeichen von Schwäche. Vielmehr zeigt es, dass wir unsere Grenzen kennen. Wir spüren, wenn wir nicht mehr alles allein schaffen und es Zeit für Unterstützung ist. So handeln wir verantwortlich und selbstfürsorglich. Mit der Einstellung »Ich schaffe alles allein« machst du es dir in vielen Situationen schwerer als nötig. Alle Aufgaben, Herausforderungen und Probleme, die du nicht mit anderen teilst, lasten ausschließlich auf deinen Schultern und beanspruchen deine Energie überproportional. In der

Folge steigt dein Stresslevel und du hast weniger Zeit und Kapazitäten für andere, wichtige Aufgaben übrig.

Warum Helfen und Hilfe uns guttun

- Um Hilfe zu bitten und selbst zu helfen verbindet. Damit stärken wir unsere Beziehungen.
- Wir sparen Energie und Zeit.
- Wir üben das Loslassen von überhöhten Ansprüchen an uns selbst.
- Das Gemeinschaftsgefühl vermittelt Freude.
- Wir lernen dazu, wenn uns jemand hilft, der etwas gut kann.

MEIN WOCHENCHECK

Bevor es losgeht, beantworte dir die folgenden Fragen:

Wo und in welchen Fällen kann ich leicht um Hilfe bitten?

....

....

....

Wo und wann fällt es mir schwer, um Hilfe zu bitten?

....

....

....

Welches Bild habe ich von mir, wenn ich die Hilfe anderer benötige und sie darum bitte?

....

....

....

In welchen Fällen könnte ich um Hilfe bitten?

....

....

....

DER WOCHENIMPULS

Der Wochenimpuls für diese Woche liegt auf der Hand: Wann und wofür brauchst du Hilfe? Wer kann dir helfen? Traust du dich, um Hilfe zu fragen? Wobei fällt dir die Bitte um Hilfe besonders schwer? Und wenn du es tust: Wie kannst du am besten um Hilfe bitten? Achte darauf, dass dein Gegenüber sich mit deiner Bitte nicht überfordert fühlt, und vermittle, dass du auch ein Nein als Antwort akzeptieren würdest. Überlege dir genau, welche Unterstützung du brauchst und weshalb. Dann vergewissere dich, wer dir bei deinem spezifischen Problem helfen kann und weshalb. Frage dich, wer ein geeigneter Experte auf diesem Gebiet ist. Ich frage zum Beispiel Freunde, wenn ich handwerkliche Unterstützung brauche.

Formuliere deine Bitte so klar wie möglich. Rede nicht um den heißen Brei herum. Wenn du beispielsweise gerne meditieren lernen möchtest, dann schaue dich in deinem Bekanntenkreis nach Personen mit Meditationserfahrung um. Präzisiere deine Frage: »Deine Erfahrung würde mir sehr helfen, einen ersten Zugang zur Meditation zu bekommen.« Damit vermittelst du deinem Gegenüber Wertschätzung und die Person versteht deine Beweggründe. Biete ihr etwas zum Ausgleich an, worin deine Stärke liegt. Bleibe mit deiner Formulierung stets positiv und höflich. Denke immer daran: Es ist lediglich eine Frage – du verlangst nichts. Wenn dir deine Freundin oder dein Freund weitergeholfen hat, zeige ihr oder ihm, dass du dankbar bist und die Hilfe zu schätzen weißt. Gib eine Rückmeldung, was dir geholfen hat und was sich dadurch verbessert hat. Dies fördert ein gutes Gefühl auf beiden Seiten und stärkt eure Beziehung.

TIPPS FÜR DEN ALLTAG

- Bitte um Kleinigkeiten, lass dir beispielsweise etwas von einem Kollegen am Computer zeigen oder erklären.
- Wenn dir jemand Hilfe anbietet, nimm sie dankend an.
- Delegiere Aufgaben, die du eigentlich selbst erledigen kannst, um dich zu entlasten.

- Finde neue Wege, dich zu entlasten, indem du beispielsweise deine Mitbewohner mehr in den Haushalt einbindest.
- Übe das Um-Hilfe-Bitten bei jemandem, mit dem du dich wohlfühlst. Dies kann dein bester Freund oder deine beste Freundin oder ein lieber Nachbar sein.
- Kommuniziere deinen engsten Vertrauten, dass du gerade lernst, wie man um Hilfe fragt. Sie werden dich sicher gern dabei unterstützen.

MEIN WOCHENFAZIT

Was ist mir diese Woche gut gelungen?

....

....

....

Was kann ich in die nächste Woche mitnehmen?

....

....

....

Wofür bin ich diese Woche dankbar?

....

....

....

AFFIRMATIONEN

Ich darf mich zumuten.
Ich darf Hilfe annehmen.

20. WOCHENIMPULS

LIEBE

Ziel der Woche: Ich stärke meine Liebe.

WORUM ES IN DIESER WOCHE GEHT

Positive Assoziationen, die wir mit dem Wort »Liebe« verbinden, sind unter anderem: Verbundenheit, Vertrauen, Sein, Wärme, Mut, Dankbarkeit, Kraft, Wunder, Energie, Leichtigkeit, Freiheit und Kreativität. Liebe vermittelt uns ein zärtliches Gefühl. Wenn wir lieben, dann gehen wir in Kontakt und in Resonanz. Die Liebe weckt unsere Sehnsucht nach Lebendigkeit, Zärtlichkeit und Lust. Sie ist das Grundgesetz des Lebens und der Lebenskraft. Sie ist weit mehr als nur ein Gefühlszustand. Wenn wir mit dem Herzen lieben, dann entwickeln wir Freude am Wohlergehen aller Wesen. Durch die Liebe erfahren wir den Zustand des Glücks. Es gibt viele Formen der Liebe: die Selbstliebe, die Liebe zu unserer Partnerin oder unserem Partner, zu unseren Kindern, zu unseren Eltern, zu Tieren oder anderen Wesen und die Liebe zur Natur. Wir unterscheiden außerdem zwischen der platonischen und erotischen Liebe sowie der spirituellen oder religiösen Liebe.

Mitgefühl und Empathie steigern unsere Liebesfähigkeit, ebenso jede Form von Freundlichkeit uns selbst oder allen Wesen der Welt gegenüber. Unsere Fähigkeit, uns mit anderen Menschen über ihr Glück zu freuen, erfüllt uns mit Liebe, geteilte Freude ist doppelt schön. Die Liebe ist ein »Superbooster« für unser Wohlbefinden. Unsere Sorgen und unser Leid sind erträglicher, wenn wir uns selbst lieben oder das Gefühl der Liebe durch andere erfahren. Bleiben wir in der Liebe, schaffen wir es, uns in Menschlichkeit zu üben. Für die Liebe brauchen wir den Mut zu fühlen, zu vertrauen und empfänglich zu bleiben.

MEIN WOCHENCHECK

Bevor es losgeht, beantworte dir die folgenden Fragen:

Wie habe ich als Kind Bindungen erlebt?

....

....

....

Reagierst du mit Mitgefühl, Akzeptanz und Rücksicht auf die Gefühle deines Gegenübers?

....

....

....

Wen oder was liebe ich besonders?

....

....

....

Für welche Menschen habe ich ein zärtliches Gefühl?

....

....

....

DER WOCHENIMPULS

Liebe können wir am besten durch Hingabe und Hinwendung erfahren. Nimm dir diese Woche Zeit für dein persönliches Liebesritual. Fühle in dich hinein. Lass dein Herz weit und offen werden. Für diesen Wochenimpuls brauchst du mehrere Teelichter (es sollten mindestens 20 Stück sein), ein Feuerzeug sowie eine Sitzunterlage. Setze dich dafür aufrecht und entspannt hin. Um dich herum solltest du viele kleine Teelichter platzieren können.

Lass dir Zeit für dieses Ritual.

Stelle dir folgende Fragen:
Welche Personen sind mir wichtig und warum? Welche gemeinsamen Erinnerungen, welche Emotionen verbinden uns? Werte nicht beim Fühlen, es kann dein Grundschullehrer vor deinem inneren Auge auftauchen, deine Oma oder dein Therapeut. Es geht darum, dass du wahrnimmst, wer alles einen Platz in deinem Leben hat, zu wem du eine gute emotionale Bindung verspürst. Zünde für alle diese Menschen in deinem Leben aus der Vergangenheit und Gegenwart jeweils ein Licht an. Danach fragst du dich: »Welche Tiere sind mir wichtig?«, und fühlst in dich hinein, welche Antworten aus deinem Inneren kommen. Welche Tiere spürst du, welche freudigen Erinnerungen werden vielleicht wieder wach? Als Drittes frage dich: »Welche Orte in der Natur, in mir bekannten Städten oder Ländern sind mir wichtig?« Auch für diese Antworten zündest du jeweils eine Kerze an.

Zum Schluss zünde eine Kerze für dich selbst an. Schaue dir dann dieses Lichtermeer an, alles Zeugnis deiner Liebesfähigkeit und deiner Energie. Schließe dieses Ritual mit den Worten der liebenden Güte aus der buddhistischen Metta-Meditation ab:

Mögen alle Menschen, Tiere und Pflanzen glücklich sein.
Mögen sie das Gefühl der Liebe und Güte spüren.
Mögen sie sicher, zufrieden und frei von Leid sein.

TIPPS FÜR DEN ALLTAG

- Finde jeden Tag etwas, mit dem du zufrieden bist.
- Empathie bedeutet unter anderem, die Gründe für das Verhalten anderer zu verstehen. Frage deshalb häufiger nach: »Warum machst du das so?« Oder: »Warum ist dir das wichtig?«
- Nimm deine eigenen Taten nicht als selbstverständlich hin. Betrachte sie liebevoll und voller Stolz.
- Liebe dich so, wie du bist.
- Zu stolpern und zu scheitern gehört zum Leben und der Liebe dazu.
- Gehe mit offenen Augen, Ohren und einem offenen Herzen durch

die Welt, bemerke, wenn dir Liebe und Güte entgegengebracht werden.

- Je mehr unterschiedliche Menschen du kennst, desto leichter fällt es dir, offen zu sein und auch andere Lebenskonzepte zu verstehen.
- Schreibe den Menschen, für die du ein zärtliches Gefühl hast, eine kleine nette Nachricht oder eine Postkarte.

MEIN WOCHENFAZIT

Was ist mir diese Woche gut gelungen?

....

....

....

Was kann ich in die nächste Woche mitnehmen?

....

....

....

Wofür bin ich diese Woche dankbar?

....

....

....

AFFIRMATIONEN

Ich werde geliebt und liebe.

Mögen alle Wesen glücklich sein.

MONATSRESÜMEE

In jedem von uns steckt ein König, sprich zu ihm, und er wird hervorkommen.

Skandinavisches Sprichwort

Welche Einsichten habe ich in den letzten vier Wochen gewonnen?

....

....

....

....

....

Ein Thema, das ich in mein Leben einladen möchte:

....

....

....

....

....

Welche waren meine größten Glücksmomente mit mir selbst?

....

....

....

....

....

Meine Notizen:

....

....

....

....

....

....

....

....

....

21. WOCHENIMPULS

AKZEPTANZ

Ziel der Woche: Ich nehme meine Traurigkeit an.

WORUM ES IN DIESER WOCHE GEHT

Unsere Menschlichkeit zeichnet sich dadurch aus, dass wir fühlende und soziale Wesen sind. Jede Grundemotion wie Trauer, Scham, Wut, Angst oder Freude und die daraus resultierenden Gefühle sind Ausdruck unserer Lebendigkeit und unserer Persönlichkeit. Sie sind ein fester Bestandteil von uns selbst. Wir empfinden unangenehme Gefühle oft als schlecht oder negativ (siehe hierzu Wochenimpuls Nummer 35 ab Seite 162). Wichtig ist, zu verstehen, dass es nicht darum geht, diese unangenehmen Gefühle zu negieren oder zu unterdrücken. Alle unsere Gefühle wollen durchlebt und angenommen werden. Erst wenn wir Emotionen wie den Schmerz zulassen und akzeptieren, erleben wir Selbstmitgefühl. Oft ist es nicht leicht, die unterschiedlichen Gefühle voneinander zu trennen und zu erkennen, wo ihre Wurzeln liegen. Daher ist es wichtig, sich der eigenen Gefühle bewusst zu werden und sich ihnen liebevoll zuzuwenden. In dieser Woche werden wir uns dem oft schwierigen Gefühl der Traurigkeit widmen.

Das Gefühl der Traurigkeit kann durch unterschiedlichste Ereignisse wie Enttäuschung oder Verlust in unserem Leben ausgelöst werden. Traurigkeit bringt uns oft an einen emotionalen Tiefpunkt und stimmt uns kraft-, lust- und hoffnungslos. Wir sind wie vernebelt und können unser Sein an solchen Tagen nicht verstehen und manchmal kaum aushalten. Diese Form der Verzweiflung kann tagelang andauern. Wir fallen in alte Denk-, Gefühls- und Verhaltensmuster zurück. Sosehr wir uns auch bemühen, alles richtig zu machen, findet sich jeder einmal in einer solchen Phase wieder. Es ist wichtig zu verstehen, dass es für jede Emotion eine Ursache gibt. Die Gründe für die Traurigkeit können weit in der Vergangenheit liegen, dennoch beeinflussen sie unsere Stimmung in der Gegenwart. Deshalb ist es in manchem Fällen schwer zu erfassen, warum uns die Traurigkeit wieder einmal überrollt. Solche Tiefpunkte dauern zum Glück nicht ewig an und selbst wenn sie manchmal Monate unseres Lebens bestimmen, werden sie vorübergehen.

Wichtig ist, dass wir in Zeiten der Traurigkeit nachsichtig mit uns sind. Wir sollten uns mit negativen Wertungen in Ruhe lassen und uns nicht mehr abverlangen, als möglich ist, uns so annehmen, wie wir es gerade vermögen. So können wir uns selbst beruhigen, denn es gibt einen Grund, weshalb die Traurigkeit da ist. Auch wenn wir diesen Grund noch nicht verstehen, wird die Einsicht kommen. Sie wird sich uns zeigen, wenn wir offen und empfänglich bleiben und die Traurigkeit liebevoll annehmen. Wir werden verstehen, dass emotionale Phasen wie diese Zeit der Traurigkeit ein Geschenk der Entwicklung mitbringen: unser inneres Wachstum. Empfänglich zu bleiben ist der Weg der Heilung, da es immer besser ist zu fühlen, als nichts mehr zu fühlen. Apathie ist eine Gefahr für das Lebendige. Wir müssen uns erinnern, dass jede Emotion eine Perle ist, denn sie ist Zeugnis unserer Liebesfähigkeit und Anteilnahme am Leben.

MEIN WOCHENCHECK

Bevor es losgeht, beantworte dir die folgenden Fragen:

Wann war ich zuletzt traurig?

....

....

....

Wofür bin ich meiner Traurigkeit dankbar, was kann ich von ihr lernen?

....

....

....

Wie verhalte ich mich bei starker Traurigkeit?

....

....

....

DER WOCHENIMPULS

Achte diese Woche auf deine Stimmung. Bemerke, wenn du traurig wirst. Nimm dann Zettel und Stift zur Hand und schreibe auf:

»Ich bin traurig, weil …«

Wenn du den Grund deiner Traurigkeit kennst, führe eine kurze Konversation mit ihr und verabschiede dich anschließend wieder von ihr. Sage etwa: »Es ist schlimm für mich, dass meine Mutter leidet. Ich erkenne mein und ihr Leid an. Ich akzeptiere, dass ich traurig bin.«

Akzeptanz bedeutet nicht, sich resigniert dem Schicksal zu ergeben. Sie erkennt vielmehr an, dass wir in diesem Moment eine bestimmte Erfahrung machen. Aber anstatt uns von ihr das Steuer aus der Hand nehmen zu lassen, bietet uns diese Erfahrung die Möglichkeit, sie mitfühlend zu beobachten, ohne sie zu bewerten oder gegen sie anzukämpfen oder gar zu versuchen, ihre Existenz zu leugnen.

Diese Übung kannst du natürlich auch mit anderen Emotionen, wie Wut, Angst, Scham oder Freude machen.

TIPPS FÜR DEN ALLTAG

- Selten betrachten wir unsere schwierigen Gefühle als Lehrmeister. Daher ist es umso wichtiger, die Sicht auf unsere Gefühle und den Umgang mit ihnen zu verändern.
- Gefühle dürfen schmerzen.
- Du brauchst dich deiner Gefühle nicht zu schämen.
- Du darfst schwach sein.
- Heilung braucht seine Zeit.
- Du bist nicht allein mit deinem Schmerz. Es gibt ein kollektives

Mitleiden in der Welt, und dieses drückt sich auch durch dein Gefühl aus.

- Teile dein Gefühl mit Menschen, denen du vertraust, oder schreibe es auf. Das erleichtert dir die Situation.
- Die gute Nachricht ist: Kein Gefühl bleibt für immer!

MEIN WOCHENFAZIT

Was ist mir diese Woche gut gelungen?

....

....

....

Was kann ich in die nächste Woche mitnehmen?

....

....

....

Wofür bin ich diese Woche dankbar?

....

....

....

AFFIRMATIONEN

Ich darf verletzlich
und berührbar sein.
Alles darf so sein,
wie es gerade ist.

22. WOCHENIMPULS

KREATIVITÄT

Ziel der Woche: Ich schaffe mir Raum für meine Kreativität.

WORUM ES IN DIESER WOCHE GEHT

Wenn wir Kreativität und Wohlbefinden zu unseren Prioritäten erklären, wird sich unsere Vitalität steigern. Lenken wir unsere Aufmerksamkeit auf unser kreatives Potenzial, nutzen wir unsere inneren Ressourcen und entfalten unsere Fähigkeiten. Jede Form von Kreativität ist ein Ausdruck unseres individuellen Seins und in jedem Menschen schlummert eine schöpferische Kraft. Diese künstlerische Gabe hilft uns, uns wieder mit uns selbst zu verbinden. Kreativität heilt, regt zum Nachdenken an, lockt Unbewusstes hervor und schult unsere Wahrnehmungsfähigkeit. Kreativität gibt uns Impulse, animiert und beseelt uns. Kreativität baut Brücken der Kommunikation: Was wir nicht verbalisieren können, können wir durch kreativen Ausdruck verständlich machen. Mit unserer Schöpferkraft gestalten und formen wir Wirklichkeiten. Kreativität kann ausdrücken, wer und was ich bin. Sie lässt auf ihre spielerische Art und Weise alles gelten. Wir können uns durch so vieles ausdrücken, durch Bilder, Klang, Tanz, Kochen, Schauspiel, Poesie oder Imagination.

Zur Kreativität gehört, dass wir den Druck der Perfektion herausnehmen. Unser Wirken sollte nicht in »gut« oder »schlecht« kategorisiert werden. Es gibt keine Fehler, wenn wir uns mit uns selbst beschäftigen. Wir können Lieder singen, obwohl unsere Stimme nicht ausgebildet ist, wir können malen, obwohl wir keine Kunstakademie besucht haben. Jeder kreative Raum ist ein geschützter Bereich, in dem alles seinen Platz haben darf. Unser Forschergeist ist gefragt, wir können es wagen, mit Dingen zu experimentieren. Heilsam wirkt Kreativität dann, wenn wir authentisch sind und uns im freien Ausdruck üben. Wenden wir uns unserer Kreativität mit all ihren Facetten zu, kommen wir ganz automatisch mit uns selbst in Kontakt. Wir können spielerisch sein, uns ausprobieren. Wir experimentieren mit einem Medium, sei es ein Ton, ein Pinselstrich, eine Fotografie. Wir können im Spiel alle Möglichkeiten offenlassen. Im besten Fall versinken wir im Hier und Jetzt, ganz frei von dem, was war und was noch kommen soll. Wir widmen uns unserem Sein und unserer Lebendigkeit.

MEIN WOCHENCHECK

Bevor es losgeht, beantworte dir die folgenden Fragen:

Was kann ich gut?

....

....

....

Wie kreativ war ich als Kind? Was hat mir Freude gemacht?

....

....

....

Was möchte ich zum Ausdruck bringen?

....

....

....

Welches Material macht mir Freude, wenn ich es in der Hand habe?

....

....

....

DER WOCHENIMPULS

Diese Woche will ich dich dazu ermutigen, deiner Inspiration freien Lauf zu lassen. Schaffe dir einen kreativen Raum. Nimm dir Zeit für eine künstlerische Betätigung oder ein Handwerk. Das Motto ist: Alles, was dir Freude bringt, stärkt dich! Male, bastle, stricke, klebe Fotos in ein Album ein, mache Musik, nähe, widme dich dem Modellbau, schnitze Holz. Alles ist gut und alles ist richtig.

Da Kreativität nicht im luftleeren Raum entsteht, gehört dazu Vorbereitung. Richte dir eine Ecke ein, wo alles bereitsteht, was du brauchst, um kreativ zu sein. Wenn du dich beispielsweise gern mit Origami beschäftigst, dann lege dir das Papier zurecht. Je weniger Aufwand wir im Vorfeld haben, umso schneller kommen wir in einen Flow. Eine kleine Anregung: Ich persönlich sammele gerne schöne Dinge aus der Natur und schmücke damit meine Wohnung. Vielleicht magst du es auch tun?

TIPPS FÜR DEN ALLTAG

- Alle Menschen haben die Anlage dazu, kreativ zu sein. Blockiere dich nicht durch negative Gedanken. Als Kinder waren wir alle kreativ.
- Wer kreativ sein will, braucht druckfreien Raum ohne Kritik von jemandem, der es besser weiß oder kann.
- Lege deine Maßstäbe nicht zu hoch an.
- Vertraue deiner Kreativität.
- Du musst nichts Neues erfinden.
- Du bist nie zu alt, um kreativ sein zu können.
- Bleibe konsequent bei deinen Ideen, lass dich nicht abbringen.
- Fange an und mache weiter, selbst wenn du nicht sofort ein zufriedenstellendes Ergebnis siehst.
- Nimm dir Zeit für ein Brainstorming und setzte dir ein Ziel.
- Informiere dich weiter, wenn du tiefer einsteigen willst.
- Lass dich durch einen Theater- oder Museumsbesuch, eine Lesung oder ein Konzert inspirieren.

MEIN WOCHENFAZIT

Was ist mir diese Woche gut gelungen?

....

....

....

Was kann ich in die nächste Woche mitnehmen?

....

....

....

Wofür bin ich diese Woche dankbar?

....

....

....

AFFIRMATION

In mir lebt eine kreative Kraft.
Ich trage Schätze in die Welt.

23. WOCHENIMPULS

VERGLEICHEN

Ziel der Woche: Ich vergleiche mich weniger mit anderen.

WORUM ES IN DIESER WOCHE GEHT

Dick oder schlank. Krank oder gesund. Manager oder arbeitslos. Hip oder normal. Fit oder erschöpft. Das Leben besteht aus Gegensätzen. Wir lernen schon sehr früh, uns in einer Welt des Entweder-oder zurechtzufinden. Im Laufe unserer Entwicklung lernen wir Dinge, Wesen, Menschen, Berufe und Statussymbole kennen und wir fangen an, uns daran auszurichten. Dabei wird uns suggeriert, unser Glück hänge davon ab, dass wir gesellschaftlichen Ansprüchen an Besitz oder Aussehen entsprechen. Wir denken also: Je mehr wir haben oder je schöner wir sind, desto besser und glücklicher sind wir. Daraus kann eine Ausrichtung unseres Seins am Materiellen entstehen. Wir schätzen im Extremfall Materielles mehr als gute Beziehungen zu unseren Mitmenschen oder zur Natur. Unglücklicherweise fangen wir durch die Übernahme der gesellschaftlichen Normen außerdem an, uns mit anderen zu vergleichen. Durch dieses ständige Vergleichen entstehen in uns negative Gefühle.

Zufriedenheit und Glück sind aber rein subjektive Zustände, die bei jeder und jedem von völlig unterschiedlichen Lebenssituationen abhängen. Oft sind Menschen, die wenig besitzen, trotz allem glücklich, und manche, die Luxus und Schönheit haben, unglücklich. Daher ist das stetige Vergleichen mit anderen kein hilfreicher, sondern sogar ein sehr energiezehrender Ansatz. Viel wichtiger ist es herauszufinden, was wir tatsächlich für unsere Zufriedenheit und unser Glück brauchen, unabhängig von dem, was andere Menschen haben oder können. Wenn wir aufhören uns mit anderen zu vergleichen, gewinnen wir an Selbstwertgefühl. Wir werden nicht nur empathischer und ehrlicher mit uns und unserer Biografie, sondern auch mit unseren Mitmenschen und deren Geschichte. Dabei ist es weniger wichtig, wie oft wir uns vergleichen; viel wichtiger ist, auf welche Weise uns Vergleiche beeinflussen. Wenn wir feststellen, dass wir uns dabei nicht gut fühlen, sollten wir uns vergegenwärtigen, dass uns diese Form von Vergleich mehr schadet als nützt.

MEIN WOCHENCHECK

Welcher Vergleich raubt mir die meiste Kraft?

....

....

Wo oder wann verurteile ich Mitmenschen und bereue es im Anschluss?

....

....

Was bringt es mir, mich zu vergleichen und zu beurteilen?

....

....

Wer in meiner Familie war sehr kritisch?

....

....

DER WOCHENIMPULS

Dieser Wochenimpuls ist ein Gewohnheitsbrecher für deinen üblichen Gedankenfluss, bei dem du andere Menschen und ihre Erfolge höher bewertest als deine eigenen. Schneide dir aus Pappe ein kreisrundes Stück in der Größe einer 2-Euro-Münze aus. Es sollte stabil genug sein, um dich einige Zeit zu begleiten. Am besten verstaust du es in der Hosentasche oder im Geldbeutel, damit du es jederzeit griffbereit hast. Auf die eine Seite der Pappmünze schreibst du »LICHT« und auf die andere Seite »SCHATTEN«. Wann immer du anfängst, dich mit anderen zu vergleichen, nimmst du die Pappmünze zur Hand. Fange mit der Lichtseite an.

Formuliere alle Gedankengespinste, die du um Vergleiche kreierst. Auf der Lichtseite schneidet alles, was du über dein Gegenüber denkst, übertrieben blendend und großartig ab. Der andere ist zum Beispiel schön, schlank, schlau und erfolgreich. Dann drehe die Münze in deiner Hand um. Nun geht es um die Schattenseiten deines Gegenübers. Auf der Schattenseite machst du dir jetzt bewusst, was diese Person alles entbehrt und an Negativem erfahren hat. Vielleicht sind es unendlich viel Arbeit, schlaflose Nächte, Trennungen, Hunger, Trauer, Krankheit, Angstzustände und Leid. Male dir beide Seiten dieser Person in Gedanken aus und fühle nach. Dann frage dich, ob dir dieser Vergleich geholfen hat, und komme zu deiner eigenen Person zurück. Was hilft dir, dich lichtvoller zu betrachten? Was hast du schon alles an Entbehrungen erlebt? Was ist dein eigener Schattenanteil? Bist du neidisch, eifersüchtig oder missgünstig? Weshalb vergleichst du dich? Was löst dieser Vergleich in dir aus? Möchtest du etwas verändern? Wie viel Energie möchtest du dafür aufbringen?

TIPPS FÜR DEN ALLTAG

- Mache dir bewusst, dass du beurteilst oder vergleichst.
- Wir neigen zur überhöhten Interpretation der schönen oder beeindruckenden Dinge und Menschen, die wir visuell wahrnehmen. Wir wissen aber nicht, was hinter der vermeintlich glänzenden Fassade steckt.
- Alle Dinge, Menschen und Ereignisse haben eine Licht- und eine Schattenseite.
- Objektivität in der Betrachtung gibt es nicht. Alles, was du siehst, ist eingefärbt durch dein erlerntes Wertesystem.
- Wenn wir uns vergleichen, sollten wir ein wichtiges Wort in unseren Wortschatz einbauen: »und«. »Und« ist ein heilsames Wort, weil es alle Wahrheiten relativiert und miteinander verbindet: Nicht »kraftvoll gegen schwächlich«, sondern »kraftvoll und schwächlich«. Alles in uns und unserem Umfeld hat immer zwei Seiten, die Licht- und die Schattenseite.

- Niemand ist vollkommen.
- Ein positiver Vergleich kann dich unterstützen und motivieren, weil du Lust bekommst, etwas dazuzulernen.
- Vergleiche dich mit Menschen, die in einer ähnlichen Situation sind wie du, und frage sie um Rat. Vermeide hingegen Vergleiche mit unnahbaren Personen, wie Stars und Sternchen, Influencern oder Personen des öffentlichen Lebens.
- Beginne deinen Weg nicht, indem du dich mit Fortgeschrittenen vergleichst. Dies bremst jegliche Motivation auf deinem Weg.

MEIN WOCHENFAZIT

Was ist mir diese Woche gut gelungen?

....

....

....

Was kann ich in die nächste Woche mitnehmen?

....

....

....

Wofür bin ich diese Woche dankbar?

....

....

....

AFFIRMATIONEN

Ich bin einzigartig.
Ich bin richtig.

24. WOCHENIMPULS

GEWOHNHEITEN

Ziel der Woche: Ich erkunde Neuland.

WORUM ES IN DIESER WOCHE GEHT

Gewohnheiten geben uns Halt, beruhigen und vermitteln Sicherheit. Doch ab und an ist es gut, seine Gewohnheiten zu durchbrechen, sie zu hinterfragen oder sie wieder neu lieben zu lernen. Je routinierter ein Ablauf ist, umso weniger beanspruchen wir unseren Körper oder fordern unseren Geist. Wir müssen unsere Komfortzone verlassen, um uns lebendiger zu fühlen. Wir brauchen gelegentlich neue Herausforderungen und Erlebnisse, kleine Highlights, Neuland, um uns selbst neu zu erfahren, dem Zufälligen in uns mehr Raum zu geben. Oft sind wir müde, nicht nur, weil wir zu viel tun, sondern weil wir von dem, was wir tun, nicht mehr berührt, mitgerissen oder belebt werden. Mit veränderten Handlungen, Spontanität oder ungewohnten Reizen locken wir die Lebensgeister hervor und werden durch sie wacher. Unser Gehirn ruht sich beim Ausführen einer Routinehandlung quasi aus. In solchen Momenten muss es keinerlei Entscheidungen treffen, sondern reagiert automatisch. Somit ist jede kleine Veränderung ein gutes Training für deinen Körper und Geist. In allem, was wir neu oder anders ausprobieren, steckt Frühlingskraft. Außerdem weiß man nie, wie viel Bereitschaft für Neues uns in kommenden Zeiten noch abverlangt wird. Indem man mit seinen Gewohnheiten bricht, bleibt man im Training.

Bewusst einmal eine Lebensroutine zu verlassen, etwas Neues auszuprobieren, mit uns selbst zu experimentieren, wagemutig zu sein, kann Spaß machen. Du brauchst keine großen, umwälzenden Veränderungen, sondern einfache, kleine Impulse!

MEIN WOCHENCHECK

Bevor es losgeht, beantworte dir die folgenden Fragen:

Welche Gewohnheiten rauben mir Kraft?

……………………………………………………………………………………………

……………………………………………………………………………………………

……………………………………………………………………………………………

Welche Gewohnheiten sind wichtig für mich?

……………………………………………………………………………………………

……………………………………………………………………………………………

……………………………………………………………………………………………

Welche Gewohnheiten möchte ich verändern?

……………………………………………………………………………………………

……………………………………………………………………………………………

……………………………………………………………………………………………

Wie wird die Veränderung meiner Gewohnheiten aussehen, was soll an die Stelle meiner Gewohnheiten treten?

……………………………………………………………………………………………

……………………………………………………………………………………………

……………………………………………………………………………………………

Was kann mich bei der nachhaltigen Veränderung meiner Gewohnheiten unterstützen?

……………………………………………………………………………………………

……………………………………………………………………………………………

……………………………………………………………………………………………

DER WOCHENIMPULS

Dieser Wochenimpuls ist eine Einladung, etwas mal ganz anders zu machen, als du es üblicherweise und aus Gewohnheit heraus machst. Hier findest du einige Anregungen, um mit deinen Gewohnheiten zu brechen. Alle mit »rechts« benannten aufgeführten Beispiele gelten natürlich auch entsprechend für »links«.

- Wenn du die Türklinke immer mit der rechten Hand öffnest, dann benutze die linke Hand.
- Gehst du die Treppen mit dem rechten Fuß zuerst hoch, dann nimm den linken Fuß.
- Grüße einen fremden Menschen, wenn du normalerweise nie Menschen auf der Straße grüßt.
- Mache einem wildfremden Menschen ein Kompliment.
- Isst du normalerweise Fleisch, dann verzichte diese Woche darauf.
- Iss etwas Warmes zum Frühstück, statt zu Mittag oder Abend.
- Probiere Lebensmittel, die du noch nie gegessen hast.
- Iss mit den Händen, anstatt eine Gabel zu benutzen.
- Iss Nüsse anstatt Schokolade.
- Höre kein Radio im Auto und singe stattdessen.
- Stelle den Wäscheständer woandershin.
- Lass dein Handy einen halben Tag aus oder lege es so zur Seite, dass du es nicht hörst und siehst.
- Nimm einen anderen Weg zur Arbeit oder zum Supermarkt als den alltäglichen.
- Höre Musik, die du normalerweise nie hörst.
- Schlafe auf der anderen Seite des Bettes.
- Dusche kalt statt warm.

TIPP FÜR DEN ALLTAG

Etwa 21 bis 40 Tage dauert es im Schnitt, bis sich eine neue Verhaltensweise als Routine etabliert. Setze dich also nicht unter Druck, wenn du etwas nachhaltig verändern möchtest. Veränderung braucht Zeit, und je konsequenter du dranbleibst, umso höher ist die Chance, dass sich etwas in dir etabliert. Je häufiger du eine Handlung wiederholst, desto stärker wird sie sich in deinen Handlungen verankern. Gib nicht auf und mach weiter, bis du deine neue Verhaltensweise als neue Gewohnheit willkommen heißen kannst.

MEIN WOCHENFAZIT

Was ist mir diese Woche gut gelungen?

....

....

....

Was kann ich in die nächste Woche mitnehmen?

....

....

....

Wofür bin ich diese Woche dankbar?

....

....

....

AFFIRMATIONEN

Ich darf mich verändern.
Ich bin neugierig auf mich.

MONATSRESÜMEE

Sag immer deine Wahrheit.

Benjamin Ferencz

Welche Einsichten habe ich in den letzten vier Wochen gewonnen?

....

....

....

....

....

Ein Thema, das ich in mein Leben einladen möchte:

....

....

....

....

....

Welche waren meine größten Glücksmomente mit mir selbst?

....

....

....

....

....

Meine Notizen:

....

....

....

....

....

....

....

....

....

....

25. WOCHENIMPULS

AUSGLEICH

Ziel der Woche: Ich lerne, dass Geben und Nehmen zusammengehören.

WORUM ES IN DIESER WOCHE GEHT

Geben und Nehmen gehören immer zusammen und formen unsere sozialen Beziehungen und unser gesellschaftliches Miteinander. Unterstützung und Hilfestellung sind die Grundpfeiler dafür, dass wir als Menschen überleben können. Wenn wir gelernt haben zu geben und zu nehmen, empfinden wir positive Emotionen wie Freundlichkeit, Großzügigkeit, Selbstlosigkeit und Zufriedenheit. Wir alle haben den Wunsch in uns, von Nutzen zu sein und etwas für unsere Mitmenschen zu tun. Vielen von uns fällt es aber leichter, etwas zu geben, als etwas anzunehmen, so sagen wir häufig »Nein« anstatt etwas dankbar anzunehmen. Selbst ernst gemeinte Komplimente oder die Hilfe einer Freundin freudig zu empfangen, fällt uns manchmal schwer.

Geben aktiviert in unserem Gehirn unser Belohnungszentrum, es werden Hormone freigesetzt, die für gute Laune sorgen. Diese Tatsache kennen wir alle: Wir helfen einem bedürftigen Kind, wir machen Platz für eine ältere Person oder wir können es gar nicht abwarten, bis jemand unser Geschenk öffnet. Um hingegen nehmen oder empfangen zu können, brauchen wir bestimmte Voraussetzungen; wir müssen uns sicher fühlen und uns vergewissern: Darf ich etwas annehmen, ohne mich zu einer Gegenleistung zu verpflichten? Wir sind schlicht nicht daran gewöhnt, etwas zu bekommen, ohne dass wir dafür irgendetwas tun müssen. Aber wie eingangs erwähnt: Geben und Nehmen gehören untrennbar zusammen. Problematisch wird es daher, wenn wir den Energiefluss unterbrechen und nur eins davon fördern. Balance bedeutet, dass wir uns hin- und herbewegen. Wir haben erst dann gelernt, gut für uns selbst zu sorgen, wenn wir auch bereit sind, Geschenke anzunehmen. Selbstfürsorge ist wichtig, bevor man für andere da sein kann, das hat nichts mit Egoismus zu tun. Das ist gelebte Selbstfürsorge und Selbstliebe!

Besonders entscheidend ist es, für sich selbst zu sorgen, wenn wir in Berufen mit viel Fürsorgepflicht für andere Menschen arbeiten, zum Beispiel in der Pflege, als Ärzte, Sozialarbeiter, Therapeuten, Sozialpädagogen, Führungskräfte, Personalverantwortliche, Lehrer oder auch als Eltern. Gut für sich selbst zu sorgen heißt, zuerst den eigenen Energiespeicher zu füllen und Geschenke freudig zu empfangen, um dann aus vollem Herzen zu geben. So wird aus Geben und Nehmen ein heilsames Gleichgewicht.

MEIN WOCHENCHECK

Bevor es losgeht, beantworte dir die folgenden Fragen:

Was kann ich gut annehmen?

....

....

....

Wo gebe ich mehr, als ich bekomme?

....

....

....

Welche Kompromisse gehe ich ein, obwohl sie mir Energie rauben?

....

....

....

Fällt es mir leichter für andere da zu sein? Warum ist das so?

....

....

....

DER WOCHENIMPULS

Das Symbol der liegenden Acht ∞ steht für die Unendlichkeit, für unendliche Bewegung und Schwingung, die eine gesunde Balance und Harmonie aller Gegensätze widerspiegelt, in diesem Fall zwischen Geben und Nehmen. Wenn wir eine Balance zwischen Geben und Nehmen herstellen wollen, können wir das Symbol der Unendlichkeit zeichnen, denn es hat weder einen Anfang noch ein Ende.

Male als einfache Übung die ∞ auf ein Blatt Papier. Versuche, den Stift mit beiden Händen zu halten, und zeichne mehrmals die liegende Acht in verschieden Größen. Sprich innerlich die beiden Wörter dabei: »geben« und »nehmen«. Es wird dir helfen, deine Gehirnhälften besser zu verknüpfen, und fördert ganz nebenbei die so wichtige Motorik in deiner schwächeren Hand. Schon beim Zeichen wirst du feststellen, ob es dir leichter fällt zu geben oder zu nehmen. Diese Übung dient dazu, dich daran zu erinnern, beide Qualitäten in dein Leben einzuladen. Mache diese Übung immer wieder in dieser Woche, wenn du Papier und Stift in der Hand hast.

Für Harmonie und Gleichgewicht im Körper können wir das Symbol der Unendlichkeit ∞ mit Armen, Beinen und der Hüfte nachschwingen. Dies ist gleichzeitig eine wohltuende Entspannungsübung. Oder du gehst langsam – in Form einer Gehmeditation – eine liegende Acht ab.

TIPPS FÜR DEN ALLTAG

- Weitere schöne Möglichkeiten, etwas zu empfangen, sind ein Saunabesuch, eine Entspannungsmassage oder der Besuch in einem Restaurant.
- Wir müssen nicht bis zur Verausgabung geben. Es reichen kleine Gesten der Achtsamkeit.
- Wenn du etwas gibst, dann gib aus vollem Herzen, ohne eine Erwartung damit zu verknüpfen.
- Du kannst niemandem eine Stütze oder Hilfe sein, wenn du erschöpft bist. Sorge also zuerst für dich.

- Vertraue den Menschen, wenn sie dir helfen wollen.
- Du bist weder übermäßig bedürftig, gierig, stolz, selbstsüchtig noch schwach, wenn du Hilfe annimmst.
- Empfangen ist auch ein Ausdruck von Liebe. Schließlich will jeder in den Genuss kommen, geben zu dürfen.
- Mache, ohne nachzudenken, Komplimente und akzeptiere die Komplimente, die du bekommst.
- Beschenke dich selbst, genieße das Geschenk und hab kein schlechtes Gewissen dabei.

MEIN WOCHENFAZIT

Was ist mir diese Woche gut gelungen?

....

....

....

Was kann ich in die nächste Woche mitnehmen?

....

....

....

Wofür bin ich diese Woche dankbar?

....

....

....

AFFIRMATIONEN

Ich genieße, was mir gegeben wird.
Ich sorge für Ausgleich.

26. WOCHENIMPULS

GOLD WERT

Ziel der Woche: Ich stärke mein Selbstbewusstsein.

WORUM ES IN DIESER WOCHE GEHT

Wie oft schauen wir zweifelnd in den Spiegel, glauben nicht an uns, lehnen Teile von uns oder womöglich uns selbst komplett ab. Wir ärgern uns über unser Verhalten oder über Dinge, die wir sagen. Wir glauben nicht an uns, wir nehmen uns nicht an, wir lieben uns nicht. Unser Selbstwertgefühl wird geringer. Wir gehen mit inneren Unsicherheiten und Zweifeln an uns selbst durchs Leben.

Nehmen wir jetzt einen Moment lang an, es gibt eine innere Stimme, die uns Folgendes sagt: »Du geliebtes Menschenkind, du bist richtig und gut, genau so, wie du bist. Dein Körper ist ein echtes Wunderwerk. Deine Sorgen, deine Ängste, deine Trauer und dein Schmerz sind Bestandteile deines ganz persönlichen Wachstums. Du bist einzigartig und alles an dir verleiht deiner Einzigartigkeit ihren Ausdruck. Ich liebe dich genau so, wie du bist! Schenk dir alle Geborgenheit, die du brauchst. Nimm dir Zeit. Das darfst du. Atme so lange aus, bis du dich frei fühlst. Entspanne dich, du hast schon so viel gemeistert. Sei stolz auf dich. Richte dich auf und lächle dein Herz an.«

So eine innere Stimme brauchen wir alle, um unseren Selbstwert zu stärken. Vielleicht hören wir diese oder ähnliche Worte sogar immer mal wieder von einer lieben Freundin oder einem lieben Freund. Diese Worte zu hören, ist natürlich das eine, das andere und sehr viel Wichtigere wäre allerdings, dass wir solch stärkende Worte annehmen können. Sie anzunehmen und ihnen ehrlich Glauben zu schenken, das ist der Moment, in dem wir heilen, in dem wir unseren Selbstwert erkennen und stärken können. Positives Feedback ist wichtig und es ist hilfreich, wenn uns andere Menschen mit ihren Worten spiegeln, dass wir in Ordnung sind. Noch wichtiger ist allerdings, dass wir auch lernen, mit uns selbst diese Sprache zu sprechen und unseren Selbstwert damit zu stärken. Liebevolle und unterstützende Worte, die wir an uns selbst richten, helfen uns zu erkennen, dass wir nicht nur richtig, sondern Gold wert sind.

MEIN WOCHENCHECK

Welche positiven Erfahrungen habe ich in den letzten sechs Monaten mit mir selbst gemacht?

....

....

....

Ich lobe mich selbst für …? Nenne drei Beispiele.

....

....

....

Über welche meiner Unzulänglichkeiten kann ich schmunzeln?

....

....

....

Mache ich meinen Wert von der Bewertung anderer abhängig?

....

....

....

DER WOCHENIMPULS

Für diesen Wochenimpuls brauchst du ein Gummiband, das du dir für diese Woche um eines deiner Handgelenke bindest.

Unser Selbstwertgefühl ist nichts Statisches, es hängt oft von unserer Tagesform ab. Äußere Umstände färben schnell auf uns ab. Wenn wir schutzlos kritisiert werden oder plötzlich völlig überraschend ein Kompliment bekommen, dann hat das auch Einfluss auf unsere Stimmung. Diese Woche geht es darum, dass du übst, positiv über dich selbst zu sprechen, selbst wenn deine Stimmung vielleicht gerade trübe ist. Unterstützt du dich, lobst du dich und baust dich auf? Du musst dich nicht als Superheldin oder Superhelden empfinden oder dir permanent zujubeln. Vielmehr geht es darum, dass du bewusst wahrnimmst, wenn du innerlich kritisch mit dir sprichst, diese innere Stimme anfängt, dich kritisch anzusprechen, und dir negative Glaubenssätze »verkaufen« will. Das ist der Moment, in dem du mit deinem Gummiband aktiv wirst. Wann immer dir auffällt, dass ein Angriffsgedanke kommt, ziehst du daran und lässt es auf die Haut schnalzen. Das wird wehtun, so wie deine negativen Glaubenssätze dir innerlich wehtun, und es wird dir helfen, aus dieser Selbstsabotage auszusteigen.

Weiterhin solltest du dir in dieser Woche einen Liebesbrief schreiben: Nimm ein wunderschönes Briefpapier und einen hübschen Stift und schreibe an dich selbst so, als wenn du deinem/deiner Liebsten eine Liebeserklärung machen wolltest.

TIPPS FÜR DEN ALLTAG

- Richte dich entweder im Sitzen oder im Stehen auf, mache den Rücken gerade und schiebe deine Schultern nach hinten und unten. Diese Körperhaltung hilft dir, dich selbstbewusst zu fühlen. Verweile mindestens zwei Minuten in dieser aufrechten Körperhaltung.
- Sprich ermutigend mit dir, voller Mitgefühl und Wohlwollen.
- Du kannst jeden Moment neu beginnen, für dich zu sorgen.
- Konzentriere dich auf deine Stärken.
- Setze dir Ziele, die dich glücklich machen.
- Zeige Einfühlungsvermögen dir selbst gegenüber. Sag dir: »Ich weiß, das ist nicht so einfach, aber probiere es aus!«
- Dein Selbstwertgefühl kann in verschiedenen Situationen unterschiedlich ausgeprägt sein. Vielleicht bist du in deinem Beruf besonders selbstbewusst, aber dafür im Privaten weniger. Wenn du daran etwas verändern willst, gehe es in kleinen Schritten an.

- Nimm Erfahrungen als Erfahrungen an, ohne diese als »für« oder »gegen« dich zu bewerten.

MEIN WOCHENFAZIT

Was ist mir diese Woche gut gelungen?

....

....

....

Was kann ich in die nächste Woche mitnehmen?

....

....

....

Wofür bin ich diese Woche dankbar?

....

....

....

AFFIRMATIONEN

Ich vertraue meinen Fähigkeiten.
Ich vertraue meinem
Urteilsvermögen.

27. WOCHENIMPULS

FÜLLE

Ziel der Woche: Ich feiere das Leben.

WORUM ES IN DIESER WOCHE GEHT

Die stabilste Freude ist die innere Freude, die unbeirrt in uns wirkt, weil wir uns über das Leben selbst freuen. Dennoch ist Freude für viele von uns ein fragiles Gefühl, das sich schnell verflüchtigt. Sie kann leicht durch die Reaktionen unserer Mitmenschen beeinträchtigt werden oder ist sogar von ihnen abhängig. Es scheint fast, als fiele es uns leichter, wütend, traurig oder ängstlich zu sein als fröhlich. Das kennst du vielleicht: Du trägst eine funkelnde Freude in dir und traust dich nicht, diese mitzuteilen. Sich für Freude schon fast zu schämen, ist leider weitverbreitet in unserer Leistungsgesellschaft: Ein lebhaftes Kind freut sich und wird ermahnt, seine Energie zu zügeln, laut zu lachen wird nicht überall gern gesehen. Oder man will beglückt seine Begeisterung über etwas mitteilen, und das nörgelnde oder sorgenvolle Familienmitglied erstickt die kleinste Flamme der Freude im Keim. Wenn wir in einer Gruppe sitzen, in der alle von ihren Problemen erzählen, fühlen wir uns fremd und unwohl, weil es uns eigentlich gut geht.

Wir sind manchmal zu empathisch mit unseren Mitmenschen und als soziale Wesen haben wir das Grundbedürfnis, dass es unseren Liebsten gut gehen soll. Darf ich mich zum Beispiel freuen und ausschweifend fröhlich sein, obwohl es einen Trauerfall im Bekanntenkreis gibt, der besten Freundin gekündigt wurde oder der Partner an einer Krankheit leidet? Mitgefühl ist prinzipiell eine wunderbare Tugend, doch daraus darf kein chronisches Mitleiden werden, welches auf Kosten unserer Energie und Gesundheit geht. Es ist menschlich, dass dich die Stimmung deines Umfelds und deiner Umgebung bis zu einem gewissen Grad beeinflusst.

Doch das bedeutet nicht, dass du Schuld an der Situation der anderen trägst oder für ausgleichende Harmonie sorgen musst. Die Welt braucht unsere Freude genauso wie unsere individuelle Seele. Und sobald die Freude tief in uns verankert ist, kann sie uns keiner mehr nehmen. Die Erlaubnis, uns von Herzen zu freuen, sollten wir uns immer wieder neu geben.

MEIN WOCHENCHECK

Bevor es losgeht, beantworte dir die folgenden Fragen:

Was macht mir Freude?

....

....

....

Mit wem kann ich von Herzen lachen? Rufe diese Person an oder erinnere dich an die fröhlichen Momente mit ihr.

....

....

....

Wann habe ich das letzte Mal gefeiert?

....

....

....

DER WOCHENIMPULS

Freude ist immer angebracht. Erlaube dir, sie zuzulassen. Wann immer du diese Woche in einen Spiegel siehst, lächle dein Spiegelbild an. Wenn du möchtest, kannst du herzhaft lachen. Probiere es einfach aus! Es wird dich überraschen und erfreuen. Oftmals vergessen wir zu lachen. Daher ist es eine Inspiration, dir Smiley-Gesichter an verschiedene Orte deiner Wohnung zu kleben. Wann immer du an einem dieser Smileys vorbeikommst, bemerkt dein Unterbewusstsein, dass du angelächelt wirst, und speichert dies als positive Erfahrung ab. Der Trick ist, dass du dich dadurch besser fühlst. Du kannst sogar deinen dir unbekannten Mitmenschen eine solche Freude machen, indem du irgendwo einen Smiley mit einem netten kurzen Text deponierst. Wer auch immer dies sieht oder findet, wird sich garantiert freuen und besser fühlen.

Kleine Kinder besitzen eine natürliche Fähigkeit, ihre Freude ganz frei auszudrücken. Wenn du von etwas begeistert bist, dann gib diesem Gefühl ganz kindlich mit einer Körperreaktion Ausdruck. Jede Form von Übertreibung verstärkt dieses Gefühl: Hüpfe, ziehe deine Mundwinkel noch weiter nach oben, hebe deine Arme, jubele dein Glück in die Welt hinaus. Wenn wir unserer Freude einen stärkeren Körperausdruck verleihen, produzieren wir noch mehr Glückshormone.

TIPPS FÜR DEN ALLTAG

- Glücksmomente zu teilen, verstärkt die Freude. Teile deine Freude möglichst mit den Menschen, die sich aufrichtig mit dir freuen können.
- Umgib dich mit zufriedenen Menschen.
- Tiere, insbesondere Hunde, können sich begeistert mitfreuen.
- Belohne dich für deine Glücksgefühle, indem du dir zum Beispiel Blumen kaufst oder dir zart aufs Herz klopfst.
- Mache dir bewusst, was in deinem Leben alles schön ist.
- Jauchze und singe im Auto oder beim Spaziergang im Wald.

MEIN WOCHENFAZIT

Was ist mir diese Woche gut gelungen?

....

....

....

Was kann ich in die nächste Woche mitnehmen?

....

....

....

Wofür bin ich diese Woche dankbar?

....

....

....

AFFIRMATIONEN

Ich feiere meine Lebendigkeit.
Ich verleihe meiner Freude
Ausdruck.

28. WOCHENIMPULS

KRAFTPLÄTZE

Ziel der Woche: Ich erschaffe mir einen geschützten Raum.

WORUM ES IN DIESER WOCHE GEHT

Es gibt Zeiten, in denen wir einfach keinen Fuß vor die Haustür setzen mögen. Je nach Wetter und Gemütsverfassung brauchen wir den Schutz unserer vier Wände. Wenn du mit anderen zusammenlebst, ist es allerdings manchmal schwer möglich, sich räumlich abzugrenzen. Es ist hilfreich, der Familie, dem Partner oder den WG-Mitgliedern ein deutliches Zeichen zu geben, wenn wir uns eine Auszeit nehmen wollen. Schaffe dir am besten besondere Kraftplätze in deinem Zuhause.

Wir brauchen diese ungestörten Kraftplätze, an die wir uns zurückziehen können, Orte, an denen es ausschließlich um unser persönliches Wohlbefinden geht. Kraftplatz – allein das Wort ist schon eine Einladung, uns vertrauensvoll zurückzulehnen. Um dich auf die Suche nach deinen Kraftplätzen zu begeben, frage dich: Was brauche ich heute, um zur Ruhe zu kommen? Wo möchte ich mich heute ungestört niederlassen? Was benötige ich an diesem Ort (Kerzen, Wolldecke, Strickjacke)? Schaue dich in deiner Wohnung um: Wo fühlst du dich sofort ruhiger? Was zeichnet die Qualität dieses Platzes für dich aus? Wie kannst du diesen Platz gestalten? Uns mit schönen, ästhetischen Gegenständen zu umgeben, bereichert unsere Energie.

Kraftplätze können überall in der Wohnung sein. Für eine meiner Freundinnen war es ein großer Sessel vor dem Bücherregal, bei mir ist es mein Schaukelstuhl vorm Ofen. Von solchen Plätzen sollte ein unmittelbares Wohlempfinden ausgehen. Wie und wo auch immer du lebst, du kennst es bestimmt, dass eine bestimmte Ecke in der Wohnung oder im Haus Gemütlichkeit ausstrahlt. Du fühlst dich dort intuitiv wohl. Vielleicht steht da der uralte Sessel der Oma, der eigentlich gar nicht mehr zur Einrichtung passt, oder es ist eine Ecke im Haus, an deren Gestaltung wir mit vollem Herzen mitgewirkt haben. Jeder hat einen Ort der Kraft – einen Lieblingsplatz. Mein Lieblingsraum ist mein kleiner Seminarraum. Dort steht mir alles mit ein paar Handgriffen zur Verfügung, was ich brauche, um mich kreativ entfalten zu können. Ein großes Fenster lässt mich in den Wald blicken. Und alles, was mich an »Hausarbeit« erinnert, bekommt dort keinen Platz.

MEIN WOCHENCHECK

Bevor es losgeht, beantworte dir die folgenden Fragen:

An welchem Ort meiner Wohnung fühle ich mich besonders wohl?

....

....

....

Wie dekoriere ich diesen Platz?

....

....

....

Wie viel Zeit verbringe ich an meinem Kraftplatz?

....

....

....

Was hilft mir, um es mir richtig gemütlich zu machen (Wärmflasche, Kerzen oder Blumen)?

....

....

....

DER WOCHENIMPULS

Diese Woche geht also darum, dass du dir einen Kraftplatz suchst und gestaltest. Ein geschützter, gemütlicher Ort, an dem du Energie tanken kannst. Hier geht es nur um dich, frei von den Bedürfnissen der anderen. Kuschel dich zum Beispiel in deine Lieblingsdecke ein, als Signal, dass du in der nächsten Stunde nicht gestört werden möchtest. Zur Eingewöhnung reicht vielleicht auch erst einmal eine halbe Stunde, in der du in einen spannenden Roman eintauchst, Kreuzworträtsel löst, Podcasts hörst, meditierst oder ganz gemütlich deinen Körper dehnst. Was immer dir guttut, suche dir dafür einen festen Platz, sodass allein der Blick auf diesen Platz deine Laune anhebt. Beschütze ihn vor Spielzeug, Aktenbergen und To-do-Listen, sodass auch deine Mitbewohner erkennen, dass dies dein ganz besonderer Platz ist. Dein Kraftplatz kann ein großer Sessel vor dem Bücherregal sein oder ein weicher Teppich vor einer schönen Zimmerpflanze. Wenn kein fester Platz zur Verfügung steht, breite eine schöne Decke aus, zünde eine Kerze an oder stelle einen Heilkristall auf. Es gibt immer eine Möglichkeit (d)einen Kraftplatz zu schaffen.

TIPPS FÜR DEN ALLTAG

- Ein Kraftplatz braucht eine Markierung oder eine Begrenzung; das kann eine Decke, ein Kreis aus Kerzen oder ein schönes Band sein.
- Diese Markierung hilft anderen, deine Grenze zu wahren.
- Bleibe bei dir und betone konsequent, dass dieser Raum nur dir dient und du dort etwas für dich tun möchtest.
- Stelle eine Uhr auf, sodass andere bemerken, dass dieser Zeitraum begrenzt ist. Danach bist du wieder ansprechbar. Eine Sanduhr kann dies gut verdeutlichen.
- Wenn du ein Zimmer zur eigenen Verfügung hast, hänge ein Schild mit »Bitte nicht stören« oder »Me-Time« an die Tür.
- Kommuniziere deinen Mitmenschen, warum du jetzt Ruhe brauchst, vielleicht haben sie dasselbe Bedürfnis und machen an ihren Kraftplätzen mit?

MEIN WOCHENFAZIT

Was ist mir diese Woche gut gelungen?

....

....

....

Was kann ich in die nächste Woche mitnehmen?

....

....

....

Wofür bin ich diese Woche dankbar?

....

....

....

AFFIRMATIONEN

Indem ich für mich sorge,
sorge ich auch für andere.
Ich darf mich niederlassen.

MONATSRESÜMEE

Das Vergleichen ist das Ende des Glücks und der Anfang der Unzufriedenheit.

Søren Kierkegaard

Welche Einsichten habe ich in den letzten vier Wochen gewonnen?

....

....

....

....

....

Ein Thema, das ich in mein Leben einladen möchte:

....

....

....

....

....

Welche waren meine größten Glücksmomente mit mir selbst?

....

....

....

....

....

Meine Notizen:

....

....

....

....

....

....

....

....

....

29. WOCHENIMPULS

GRENZEN

Ziel der Woche: Ich setze Grenzen.

WORUM ES IN DIESER WOCHE GEHT

Die eigenen Grenzen zu kennen und diese nach außen zu kommunizieren, ist für uns wichtig, damit wir im Gleichgewicht bleiben und uns energetisch nicht verausgaben. Eine Grenze bietet Schutz, so auch unsere inneren Grenzen, die wir nicht nur kennen, sondern auch achtsam berücksichtigen sollten. Nur so können wir uns gegen ein Zuviel aus dem Außen abgrenzen. Vielen Menschen fällt es schwer, »Nein« zu sagen. Insbesondere Frauen können sich oft schwer abgrenzen, ohne Schuldgefühle zu haben.

Wenn wir von etwas nicht wirklich begeistert oder bei einer Entscheidung nicht sicher sind, ist es meistens besser, dass wir es sein lassen. Mit jedem Nein, das wir aussprechen, setzen wir eine klare Grenze – unsere Grenze! Leider fällt es uns besonders schwer, Nein zu sagen, wenn es uns wichtig ist, die Bestätigung anderer zu bekommen oder wir die Sorge haben, abgelehnt zu werden. Wir haben alle unsere Grenzen, auch wenn diese unterschiedlich sind und wir auf Ansprüche von außen in unterschiedlichem Maße reagieren. Sobald unsere persönliche Grenze überschritten wird, wird ein wunder Punkt berührt und wir werden bei dauerhaften Grenzüberschreitungen irgendwann überfordert und ausgelaugt sein.

Oft braucht es eine persönliche Schulung, um selbstsicher für unsere Grenzen einzustehen. Den meisten von uns wurde es nicht in die Wiege gelegt, selbstsicher unsere Bedürfnisse zu vertreten. Kinder werden oft erzogen, bestimmte Erwartungen zu erfüllen, um negative Reaktionen zu vermeiden. Ein soziales Umfeld, in dem die kindlichen Grenzen überschritten werden, in dem es genötigt wird, Dinge zu tun, die es nicht tun will, legt das Fundament dafür, dass das Kind nicht lernt, seine Integrität zu wahren. Es wird ihm im erwachsenen Leben schwerfallen, sich abzugrenzen, ohne sofort ein schlechtes Gewissen zu haben. Hinzu kommt, dass wir uns selbst häufig anzweifeln, wenn wir merken, dass unsere Grenzen verletzt worden sind.

Wir können allerdings lernen, auf uns zu achten, indem wir beispielsweise kommunizieren. Beim Sprechen bekommen wir einen Bezug zu dem, was wir brauchen oder wozu wir aus vollem Herzen Ja oder Nein sagen können. Wenn du Sorge hast, dass du abgelehnt wirst, jemanden enttäuschst oder du einen Konflikt vermeiden willst, dann sprich über diese Gefühle mit der betreffenden Person. Bleibe aber bei deinem Standpunkt und sage »Nein«, wenn es das ist, was sich richtig anfühlt. Freundschaften und Partnerschaften sollten es vertragen, dass du mal »Nein« sagst.

DER WOCHENCHECK

Bevor es losgeht, beantworte die folgenden Fragen:

In welchen Bereichen kann ich grundsätzlich schwer Nein sagen?

....

....

Welche Befürchtungen und Sorgen verbinde ich mit dem Neinsagen?

....

....

In welcher Situation im letzten Monat habe ich »Ja«, gesagt, obwohl ich eigentlich »Nein« sagen wollte?

....

....

Was hilft mir, Nein zu sagen, wenn andere mich um etwas bitten, das ich nicht tun will?

....

....

DER WOCHENIMPULS

An allen Ecken warten neue Aufgaben auf dich: Deine Mutter würde gern mehrmals am Tag mit dir telefonieren, da sie sich einsam fühlt. Deine Freundin braucht immer wieder deinen Rat. Im Job bekommst du noch ein weiteres Projekt übergeben, obwohl du keine Kapazitäten mehr hast. Diese und viele andere Aufgaben formen unser Leben. Sich zu ärgern oder zu verzweifeln, hilft uns nicht weiter. Wenn du der Flut von Bitten und Aufgaben nicht hinterherkommst, musst du lernen, dich abzugrenzen. Übe daher diese Woche gezielt, zu den kleinen, einfachen Dingen »Nein« zu sagen.

Überlege dir dafür Sätze wie »Mir fehlt es an Zeit«, »Ich habe gerade keine Ressourcen«, »Ich habe gerade andere Prioritäten«, »Ich möchte mich nicht darüber unterhalten. Können wir uns bitte über etwas anderes unterhalten?«. Oder sage nicht sofort »Ja«, sondern bitte um Bedenkzeit. Mache dir klar, welche Belastungen für dich akzeptabel sind und welche nicht. Meldet sich dein schlechtes Gewissen, wenn du dankend ablehnst, dann versuche zu ergründen, woher es kommt und wieso du so über diese Situation denkst. Sei ehrlich mit dir: Was übersteigt diese Woche deine Kapazitäten? Wo willst du deine Energie hinfließen lassen? Was hat wirklich Priorität für dich? Bewusst Prioritäten zu setzen, zeigt dir, womit du dich wirklich beschäftigen willst und womit nicht.

TIPPS FÜR DEN ALLTAG

- Befreie dich von Schuldzuweisungen.
- Du darfst »Nein« sagen und deine Meinung ändern.
- Du hast das Recht, etwas abzusagen, wenn du dich nicht gut fühlst oder es an deine Belastungsgrenze geht.
- Setze Prioritäten: Du musst nicht allen helfen. Konzentriere dich auf die Menschen, die dir wirklich wichtig sind.
- Sich abzugrenzen ist nicht egoistisch, sondern hilft dir abzuwägen, was dir entspricht und was nicht.
- Nur wenn du auf dich achtgibst, verhinderst du, dass du dich vor lauter Selbstlosigkeit aufgibst.

- Du musst dich nicht erklären, rechtfertigen oder dir etwas aufzwingen lassen.
- Es kann sinnvoll sein, deine reale Arbeitszeit und deine erledigten Aufgaben zu protokollieren, wenn dein Arbeitgeber ständig neue Wünsche hat. Trau dich, nach Prioritäten zu fragen (und danach, was notfalls verschoben oder gestrichen werden kann).
- Wenn Menschen verletzt oder verärgert sind, weil du ihnen ihre Bitte abschlägst, dann ist das schade, aber nicht zu ändern.

MEIN WOCHENFAZIT

Was ist mir diese Woche gut gelungen?

....

....

....

Was kann ich in die nächste Woche mitnehmen?

....

....

....

Wofür bin ich diese Woche dankbar?

....

....

....

AFFIRMATIONEN

Ich darf mich abgrenzen.
Grenzen tun mir gut.

30. WOCHENIMPULS

ÜBERGÄNGE

Ziel der Woche: Ich gestalte meine »blauen Minuten«.

WORUM ES IN DIESER WOCHE GEHT

Der Zeit des Wechsels zwischen dem hellen Tag und der vollständigen Dunkelheit der Nacht ist die Dämmerung. Frühmorgens erleben wir die Magie der Morgendämmerung und am Abend die ruhestiftende Abenddämmerung. Beide Zeiten werden aufgrund ihres besonderen Lichts die »blaue Stunde« genannt. Wenn wir zu dieser blauen Stunde in der Natur unterwegs sind, erleben wir das Zwielicht meist als mystisch und entwickeln ein Gefühl für das Besondere an dieser Zwischenzeit. Diese Übergangskraft der Natur kann uns ein guter Spiegel sein. Im Alltag brauchen wir ebenfalls eine blaue Stunde, in der der Wechsel der Zeiten als etwas Besonderes erlebt wird. Unser Alltag ist durchgetaktet: Wir gehen zur Arbeit und danach machen wir nahtlos weiter mit planen, putzen, Essen zubereiten oder einkaufen. In vielen Familien fordern Kinder und/oder Haustiere unsere Aufmerksamkeit. Selbstständige neigen dazu, nahezu ununterbrochen zu arbeiten. Wir funktionieren durchgehend, bis wir erschöpft ins Bett fallen.

Wenn wir nur noch »funktionieren«, werden wir grummelig, missmutig oder unmotiviert. Wir brauchen den Kontakt zu uns selbst, um uns zuzuhören und zu spüren, was wir brauchen. Selten können wir uns dafür eine ganze Stunde Zeit nehmen. So sind es unsere ganz persönlichen »blauen Minuten«, die wir uns in dieser Woche schaffen, indem wir sie in unseren Lebensalltag einbauen.

MEIN WOCHENCHECK

Bevor es losgeht, beantworte dir die folgenden Fragen:

Welche Morgen- und Abendroutinen tun mir gut?

....

....

....

Wie gestalte ich meinen Feierabend für gewöhnlich?
Was möchte ich ändern?

....

....

....

Wie gestalte ich meinen Tagesablauf in der Arbeitswoche?
Was möchte ich ändern?

....

....

....

DER WOCHENIMPULS

Um von einem Ort, an dem wir uns gerade befinden, zum nächsten zu gelangen, müssen wir eine Zwischenzeit einplanen, in der wir unsere ureigenen Übergänge gestalten können. Schaffe dir diese Woche kleine Übergangsrituale, in denen du die Zwischenstationen des Alltags bewusst erlebst und etablierst. Wenn du von der Arbeit kommst, suche dir eine Handlung aus, bei der du kurz wahrnimmst, dass du jetzt vom Berufsleben in dein Privatleben schlüpfst. Frage dich, was dir guttun würde, nimm deine Bedürfnisse wahr. Selbst wenn sich dein Bedürfnis in diesem Moment nicht befriedigen lässt, ist es dennoch gut, wenn du ihm durch die Frage Achtsamkeit schenkst.

IDEENBEISPIELE FÜR DEINE BLAUEN MINUTEN UND ÜBERGANGSRITUALE

- Wenn du nach Hause kommst, nimm eine andere Geschwindigkeit an, werde langsamer.
- Nimm dir Zeit zum Musikhören, höre deinen Feierabend-Song.
- Lass dich inspirieren: Lege einen Gedichtband neben dein Bett und lies morgens nach dem Aufstehen ein Gedicht oder ein Zitat. Meine Empfehlung: Kaufe dir einen Gedichtband vom Rumi.
- Gehe ein wenig spazieren, anstatt deine Nachrichten zu lesen.
- Bleibe noch etwas länger im Auto sitzen und fühle deinen Atem.
- Wasche ganz bewusst dein Gesicht oder die Arme, wenn du von der Arbeit kommst.
- Schaue dir bewusst den Sonnenaufgang oder Sonnenuntergang an, anstatt den Fernseher einzuschalten.
- Lausche den Gesängen der Vögel in der Dämmerung.

TIPPS FÜR DEN ALLTAG

- Als Morgenroutine überfliegen viele die aktuellen Schlagzeilen. Schreckensmeldungen schwächen unsere Energie.
- Vermeide es, dich vor dem Schlafengehen übermäßig mit verunsichernden oder ängstigenden Nachrichten zu beschäftigen. Informiere dich stattdessen zu einer bestimmten Tageszeit und am besten nur einmal am Tag.

WEITERFÜHRENDER IMPULS

Meditation zum Ankommen

Halte einen Moment inne, atme ein paarmal tief ein und aus. Visualisiere beim Einatmen das Wort »jetzt« und beim Ausatmen das Wort »ankommen«. Atme so lange, bis du merkst, dass du ruhiger wirst. Diese Übung kannst du auch vor deiner Haustür machen oder nachdem du deine Schuhe ausgezogen hast.

Falls bei diesen Worten ungute Gefühle in dir auftauchen, etwa weil der Alltag dich weiterhin stark fordert, dann geh nicht so streng mit dir ins Gericht. Mache dir stattdessen bewusst, was du heute alles geschafft und erreicht hast. Zwinge dir nicht unnötigen Perfektionismus auf. Weniger ist jetzt mehr und du darfst langsamer werden. Sprich über das, was du erlebt hast. Anderen die eigenen Sorgen mitzuteilen, ist ein hilfreicher Weg, um Entlastung und Unterstützung zu erfahren.

MEIN WOCHENFAZIT

Was ist mir diese Woche gut gelungen?

....

....

Was kann ich in die nächste Woche mitnehmen?

....

....

Wofür bin ich diese Woche dankbar?

....

....

AFFIRMATIONEN

Ich erlebe und fühle mich
in meinem Leben.
Heute lasse ich das Beste
für mich zu.

31. WOCHENIMPULS

KINDLICHKEIT

Ziel der Woche: Ich entdecke die Pippi Langstrumpf in mir.

WORUM ES IN DIESER WOCHE GEHT

Kinder sind kostbare Lehrmeisterinnen und Lehrmeister. Sie leben im Jetzt und äußern authentisch ihre Gefühle. Sie weinen und lachen, strotzen vor Kraft, spielen und träumen. Als Erwachsene vergessen wir oft all das, was uns als Kind wie von selbst gelang. Wir versanken im Spiel, wobei sich Zeit und Raum unendlich ausdehnten. Heute, wenn sich die Verpflichtungen häufen, bleiben die Bedürfnisse unseres inneren Kindes auf der Strecke, obwohl es in jedem Erwachsenen weiterlebt. Es ist das kleine Mädchen oder der kleine Junge, die oder der unsere Geschichte mit allen Gefühlen, Erinnerungen, Bildern und Erfahrungen kennt. Wenn wir unser inneres Kind annehmen und lieben, stehen uns Leichtigkeit und verspielte Lebensfreude zur Verfügung. Lehnen wir unser inneres Kind ab, fehlen uns als Erwachsene so lebendige Seiten wie Verspieltheit, Offenheit, Neugierde, Begeisterungsfähigkeit und Spontanität. Für unsere Selbstliebe ist es wichtig, dem inneren Kind genügend Raum zu geben. Das tun wir, indem wir auch mal »nutzlose« Dinge tun, einfach nur, weil sie uns Spaß machen. Wir erfahren Leichtigkeit, wenn wir uns mit dem gesunden, dem spontanen und fröhlichen Anteil des inneren Kindes beschäftigen. Genau das werden wir in dieser Woche tun – uns unserem inneren Kind zuwenden.

Unser inneres Kind meldet sich manchmal zu Wort, wenn die oben genannten Eigenschaften zu kurz kommen. Dann will es gesehen und geheilt werden, nicht mehr im Dunkeln stehen, sondern in unser Leben integriert werden. Es ist wichtig, dass wir auf seine Stimme hören, selbst dann, wenn dadurch schmerzliche Gefühle oder Erinnerungen auftauchen. Diesen Kummer können wir in unser Herz aufnehmen und dort wandeln. Wer in seiner Kindheit einen Mangel an Zuwendung und Liebe erlebt hat, dem hilft die psychologische Arbeit mit dem inneren Kind mit einem Therapeuten oder einer Therapeutin weiter. An die Lebendigkeit unserer inneren Kinder können wir trotz aller Wunden immer wieder anknüpfen. Das Jetzt ist anders als die Vergangenheit. Mit heilsamen Worten, liebevollen Gesten und närrischer Freude können wir lernen, unserem inneren Kind zu begegnen. Unsere inneren Kinder kennen den Weg zu unseren Träumen. Lasst uns träumen.

MEIN WOCHENCHECK

Bevor es losgeht, beantworte dir die folgenden Fragen:

Wann habe ich das letzte Mal tiefe Freude empfunden?

....

....

....

Wann habe ich das letzte Mal gespielt und die Zeit komplett vergessen?

....

....

....

Was war als Kind für mich von Bedeutung?

....

....

....

Was war ein schönes, berührendes Erlebnis aus meiner Kindheit?

....

....

....

DER WOCHENIMPULS

Ab heute beginnt deine Pippi-Langstrumpf-Woche, denn in dieser Woche lässt du mehr Verspieltheit zu. Welches Spiel hat dich als Kind glücklich gemacht? Mensch ärgere dich nicht, Seil springen, den Fußboden mit Kreide bemalen, ein Kinderbuch lesen, puzzeln? Suche dir in dieser Woche Themen und Dinge aus, bei deren »Erledigung« du kindlich sein darfst. Falls du einen Kinderspielplatz siehst, dann setz dich auf die Schaukel und schwinge hin und her oder springe wild herum. Gehe schwimmen und benutze sooft du willst und voller Freude die Wasserrutsche. Was wolltest du als Kind immer schon tun oder was hast du als Kind getan und geliebt? Pferde streicheln, eine Nacht im Wald übernachten, den Sternenhimmel zu zweit anschauen, Wasserbomben bauen und andere damit bewerfen, Wackelpeter mit den Händen essen …? Tu genau das in dieser Woche. Sei wieder das Kind von damals mit der Freude und Hingabe an den Moment. Falls du eigene Kinder hast, dann spiele mit deinen Kindern so, als wärest du eins von ihnen. Vergiss für diese Zeit deinen Erziehungsauftrag. Mache es dir leicht, nimm die Schwere raus und genieße das Spiel.

TIPPS FÜR DEN ALLTAG

- Sich Auszeiten fürs Spielen zu nehmen, ist keine Belohnung, sondern ein natürliches Bedürfnis. Ebenso wie für Entspannung bedarf es keiner Rechtfertigung!
- Sei manchmal richtig albern.
- Nimm die Wunder um dich herum bewusst wahr – den Schmetterling, die schöne Blume, das Schnurren einer Katze …
- Nimm nicht alles so ernst. Hüpfe in die nächste Pfütze und erfreue dich daran.
- Sei komisch, närrisch, verträumt und wild.
- Stelle ein Kinderbild von dir in einem schönen Rahmen auf. Sieh dich regelmäßig an und erinnere dich daran, was du damals alles gerne gemacht hast. Erwecke die Gefühle von damals wieder.

- Frage dein inneres Kind, was es von dir braucht: Liebe, Schutz, Anerkennung, Geborgenheit, Spielzeit. Indem du diese Bedürfnisse ernst nimmst, baut sich Heilung und eine stabile Verbindung auf.
- Bedanke dich bei deinem inneren Kind dafür, dass es da ist und dich zu dem Menschen gemacht hat, der du heute bist.
- Schau in dieser Woche keine Nachrichten oder Krimis, sondern Filme und Serien, die dich als Kind begeisterten.

MEIN WOCHENFAZIT

Was ist mir diese Woche gut gelungen?

....

....

....

Was kann ich in die nächste Woche mitnehmen?

....

....

....

Wofür bin ich diese Woche dankbar?

....

....

....

AFFIRMATIONEN

Ich habe Freude am Leben.
Spielen erfüllt mich.

32. WOCHENIMPULS

HERZWÄRTS

Ziel der Woche: Ich stärke meine Selbstliebe.

WORUM ES DIESE WOCHE GEHT

Selbstliebe zu üben, ist ein lebenslanger Weg. Dieser Weg ist oft steinig, manchmal müssen wir buchstäblich Berge erklimmen, um fürsorglich mit uns sein zu können. Ein anderes Mal finden wir den Weg zur Selbstliebe mühelos. Bei den meisten Menschen ist er allerdings holprig und nicht gut gepflastert. Wer in schwierigen Familienverhältnissen aufwuchs, wird voraussichtlich einige Steine aus dem Weg räumen müssen, also einen erschwerten Zugang zur Selbstliebe haben.

Das Paradoxe ist, dass das Gefühl der Selbstliebe uns nicht selbstverständlich zur Verfügung steht, obwohl die Liebe die Grundlage unseres Wesens ist. »Lieben« ist ein Tätigkeitswort, so will auch Selbstliebe geübt werden, und wir müssen uns immer wieder selbst daran erinnern. In jedem Lebensabschnitt stellt uns die Selbstliebe vor neue Herausforderungen. Manchmal entzieht sie sich uns, besonders dann, wenn wir uns schwach und verletzlich fühlen. Jede Woche braucht es aufs Neue eine zarte Erinnerung daran, den Kontakt zu sich selbst nicht zu verlieren. »Pass auf dich auf!« ist eine liebevolle SMS, die mir meine beste Freundin schickt, wenn sie ahnt, dass ich mich vernachlässige.

Selbstliebe und Selbstfürsorge fließen ineinander. Auf sich achtzugeben, sich nicht zu sehr mitreißen zu lassen von Dingen und Situationen, die uns nicht guttun, destruktive Gedanken zu durchbrechen und Grenzen zu setzen, alles das können wir lernen. Ja wir können lernen, uns um uns selbst zu kümmern, dafür ist es nie zu spät. Für ein klares »Ja« zu dir braucht es Akzeptanz. In dieser Akzeptanz hat alles seinen Platz, deine Schattenseiten und deine Talente, deine Schwächen und Stärken.

Vor allem schließt die liebevolle Akzeptanz deine ganze Geschichte mit all ihren Wunden ein. Es gibt kein Leben ohne Leid. Unfälle, Traumata und Blessuren gehören genauso zum Leben wie Liebe, Freude und Glück.

MEIN WOCHENCHECK

Bevor es losgeht, beantworte dir die folgenden Fragen:

Wie würde sich mein Leben ändern, wenn mir egal wäre, was andere über mich denken?

....

....

....

Was kann ich für mich tun in Bezug auf Selbstliebe?

....

....

....

Wie und wobei kann ich mir Mut zusprechen und mich dabei stärken und/oder beruhigen?

....

....

....

DER WOCHENIMPULS

Dieser Wochenimpuls wird dich zum Schmunzeln bringen und gleichzeitig unterstützen, mit dir sanft und liebevoll umzugehen. Führe diese Woche hörbare und ermutigende Selbstgespräche, insbesondere dann, wenn du vor einer Herausforderung stehst oder dein Gedankenkarussell sich meldet. Es ist eine gute therapeutische Übung, hörbare Selbstgespräche zu führen, da sie unseren Selbstwert steigern. Nenne dabei deinen Namen, es ist aber auch okay, dich in der dritten Person anzusprechen. Probiere aus, welche Aufmunterungen dich am besten erreichen und dein Herz weich machen.

Hier ein paar Beispiele:

- »Das ist ein großer Kraftaufwand für … (dein Vorname), aber … (dein Vorname) wird es schaffen!«
- Oder: »Liebe*r … (dein Vorname), das ist ein großer Kraftaufwand für dich, aber du wirst es schaffen!
- »Das macht … (dein Vorname) traurig, dazu hat … (dein Vorname) allen Grund!«
- Oder: »Liebe*r … (dein Vorname), das macht dich so traurig, das kann ich so sehr verstehen!«
- »Das ist recht viel für … (dein Vorname), hoffentlich bekommt … (dein Vorname) Unterstützung.«
- Oder: »Liebe … (dein Vorname), das ist wirklich viel für dich, hoffentlich bekommst du Unterstützung!«

Nimm dir Zeit, deine Worte zu fühlen. Finde Formulierungen, die dich wirklich erreichen. Du wirst dich danach beruhigter fühlen, mehr Klarheit für deine Situation bekommen und sie besser einschätzen können. All dies trägt letztlich zur Stärkung deines Selbstvertrauens bei. Wichtig ist, dass du stets so wertschätzend mit dir sprichst, wie es gute Freunde tun würden.

TIPPS FÜR DEN ALLTAG

- Zeige Interesse an dir selbst.
- Gib die Verantwortung für dich nicht an andere ab.
- Verurteile dich nicht, wenn du nicht in Hochform bist.
- Verändere negative Glaubenssätze (siehe auch die Wochenimpulse 3 und 7, Seite 26 und 43).
- Mache dir und anderen Komplimente.
- Sei dir selbst eine gute Mutter oder eine gute Freundin/ein guter Freund.
- Radikale Akzeptanz: Betrachte alles, was dir widerfährt, als Wachstumschance.

MEIN WOCHENFAZIT

Was ist mir diese Woche gut gelungen?

....

....

....

Was kann ich in die nächste Woche mitnehmen?

....

....

....

Wofür bin ich diese Woche dankbar?

....

....

....

AFFIRMATIONEN

Ich habe ein zärtliches Gefühl für mich und meinen Körper. Heute bringe ich mich in Einklang mit dem Guten.

MONATSRESÜMEE

Unsere Wünsche sind die Vorboten der Fähigkeiten, die in uns liegen.
Johann Wolfgang von Goethe

Welche Einsichten habe ich in den letzten vier Wochen gewonnen?

....

....

....

....

....

Ein Thema, das ich in mein Leben einladen möchte:

....

....

....

....

....

Welche waren meine größten Glücksmomente mit mir selbst?

....

....

....

....

....

Meine Notizen:

....

....

....

....

....

....

....

....

....

33. WOCHENIMPULS

WETTERFÜHLIGKEIT

Ziel der Woche: Ich halte meinen Körper warm.

WORUM ES IN DIESER WOCHE GEHT

Der weise Rat der Großmutter – »Kind, setz eine Mütze auf und halte die Füße warm« – ist von kostbarem Wert. Unser Körper verliert durch Kälte, plötzliche Temperaturschwankungen, Wind oder auch zu starke Hitze Energie. Bei wildem Aprilwetter höre ich in der Praxis oft den Satz: »Es geht mir so weit recht gut, aber ich habe Kopfweh und bin sehr müde. Das kommt wahrscheinlich vom Wetter.« Wenn das Wetter ständig wechselt, vor allem während der Übergänge von einer Jahreszeit zur anderen, kann sich unser Körper schlecht auf das jeweilige Klima einstellen. Leider gibt es den weitverbreiteten Irrglauben, der Körper habe 365 Tage im Jahr gleichmäßig zu funktionieren. Doch er ist Bestandteil der Natur und ist wie sie den Einflüssen in seiner Umgebung, seinem sozialen Umfeld, dem Wetter und den Temperatur- und Druckverhältnissen ausgesetzt. Im Winter verhalten wir uns anders, brauchen andere Nahrung und sind meist in einer anderen Stimmung als im Sommer. Manche Menschen vertragen starke Wetterschwankungen schlecht, sie leiden unter Kopfschmerzen, Schlafstörungen, Nackenverspannungen, Gelenkschmerzen, Stimmungstiefs oder schmerzenden Narben. Das Phänomen der Wetterfühligkeit ist noch weitgehend unerforscht, als Ursache werden unter anderem die Schwankungen des Luftdrucks diskutiert. Es handelt sich bei der Wetterfühligkeit jedoch nicht um eine Erkrankung, sondern um eine natürliche Reaktion unseres Organismus.

Großmutter hatte jedenfalls recht: Wir können unseren Körper unterstützen und Krankheiten vorbeugen, indem wir ihn zum Beispiel bei kaltem Wetter warm halten. Außerdem sollten wir versuchen, über das ganze Jahr warme Füße zu haben, da dies Verspannungen lindert. Latentes Frösteln lässt die Muskulatur verkrampfen, und allein dies löst unbewusst Stress aus. Uns warm zu halten, unterstützt also unser Energiedepot.

MEIN WOCHENCHECK

Bevor es losgeht, beantworte dir die folgenden Fragen:

Bei welchem Wetter verschlechtern sich meine Krankheitssymptome oder Beschwerden?

....

....

Wann und wie oft habe ich kalte Füße?

....

....

Welches Wetter mag ich überhaupt nicht?

....

....

DER WOCHENIMPULS

Ab heute geht es also darum, dass wir mit ein wenig Wärme den Reload unseres Energiedepots unterstützen. Mindestens an einem Abend in dieser Woche empfehle ich dir – zum Beispiel beim Fernsehen auf der Couch oder zum Schlafengehen – ein bewährtes Hausmittel: den feuchtheißen Leberwickel. Die Leber ist das wichtigste Entgiftungsorgan, um die Schadstoffe aus Medikamenten, Alkohol und Umweltgiften herauszufiltern. Über die Pfortader, die das Blut aus den Verdauungsorganen sammelt, gelangen sowohl Nährstoffe und Medikamente als auch Umweltgifte in die Leber. Dort werden diese Substanzen gespeichert, umgewandelt, entgiftet und an das Blut abgegeben beziehungsweise über Darm oder Nieren ausgeschieden. Die Leber leistet ununterbrochen enorm viel für unseren Körper. Schwächelt unser Immunsystem oder ist unser Stoffwechsel eher langsam, sollten wir die Leber beim wichtigen Abtransport von Schadstoffen aus unserem Körper unterstützen. Doch damit nicht genug: Die Leber ist auf emotional-mentaler Ebene der Sitz der Verdrängung. Alles, was wir nicht gefühlt oder emotional verdaut haben, kann sich dort wie innerer Schadstoff ansammeln. Darum ist jede Entgiftungsunterstützung der Leber eine sensible Angelegenheit, für die wir uns Zeit nehmen sollten.

Warme Wickel wirken wohltuend und entspannend. Du kannst den Leberwickel beliebig oft anwenden. Der beste Zeitpunkt ist abends, da du nach der Anwendung gut schlafen kannst und am nächsten am Morgen mehr Energie zur Verfügung haben wirst.

Für einen Leberwickel brauchst du Folgendes:
- eine Wärmflasche,
- ein kleines Handtuch oder einen Waschlappen,
- ein großes Handtuch oder einen Schal.

Die Anwendung ist ganz einfach:
1. Koche Wasser für die Wärmflasche und lasse es etwas abkühlen (nicht kochend einfüllen, sonst wird es zu heiß!).
2. Befeuchte das kleine Handtuch oder den Waschlappen mit heißem Wasser, dann wringe es aus, bis nichts mehr tropft. Je trockener das Tuch ist, desto länger hält es die Wärme.
3. Lege oder setze dich bequem hin und platziere das feuchte Handtuch auf deinem rechten Oberbauch (dort befindet sich die Leber).
4. Lege nun die Wärmflasche auf das feuchte Handtuch und umwickele den Oberbauch möglichst fest mit dem größeren Handtuch oder Schal, sodass keine Luft an den Wickel kommt.
5. Decke dich am besten mit einer warmen Woll- oder Bettdecke zu, entspanne dich und lasse den Leberwickel 30 bis 45 Minuten lang wirken, bevor du ihn entfernst.
6. Wichtig ist es, danach eine Ruhephase von mindestens 15 Minuten einzuhalten.

TIPPS FÜR DEN ALLTAG

- Trinke wärmende Tees, am besten Rosmarin, Thymian oder Ingwer.
- Trinke mehr bei Wetterwechsel, gehe in die Natur.
- Unterstütze deine Leber, indem du viele Bitterstoffe isst.
- Halte Schulter- und Nierengegend warm, auch im Sommer.
- Vermeide Klimaanlagen und Zugluft.
- Trage wärmende Socken, auch im Sommer – abends.
- Bei wetterbedingten Kopfschmerzen können Melisse und Pfefferminze als ätherisches Öl auf den Schläfen helfen.
- Wärme dich durch gekochte Mahlzeiten wie zum Frühstück warmen Porridge und abends Eintöpfe.
- Gelenkschmerzen bei feuchter Witterung kannst du mit Reis, gekochtem Wurzelgemüse, Hülsenfrüchten und durch Weglassen von Kuhmilch, Joghurt, Weißmehl und Zucker ausleiten.

MEIN WOCHENFAZIT

Was ist mir diese Woche gut gelungen?

....

....

Was kann ich in die nächste Woche mitnehmen?

....

....

Wofür bin ich diese Woche dankbar?

....

....

AFFIRMATIONEN

Ich trage die Sonne im Herzen.
Wärme umgibt mich.

34. WOCHENIMPULS

ENTSCHLEUNIGUNG

Ziel der Woche: Ich werde langsamer.

WORUM ES IN DIESER WOCHE GEHT

Wir sind komplexe Wesen, wir sind mit unseren Vorfahren und auch mit den kommenden Generationen verbunden. Nicht immer können wir aufgrund dieser Komplexität verstehen, wieso es uns so geht, wie es uns im Moment geht. Darüber hinaus wirkt unsere Umwelt auf uns ein, die Gezeiten, der Wetterwechsel, die Sirene eines Feuerwehrautos, der Geruch von Abgasen, die Position der Gestirne. Je hochfrequenter unsere Wahrnehmungsfähigkeiten sind, desto mehr nehmen wir die Schwingungen unserer Umgebung auf. Unser komplexes Wesen hat viele Antennen, und diese Wahrnehmungsfähigkeit begrenzt sich nicht nur auf unsere Sinne, sondern schließt auch unser intuitives Herz mit ein. Diese Komplexität sollten wir uns immer wieder vor Augen führen, denn nicht selten hadern wir mit unserem Schicksal, begreifen nicht, woher eine Stimmungsschwankung kommt oder warum wir uns an manchen Tagen leer fühlen. Sosehr wir uns auch bemühen, Meister unseres Lebens zu sein, mancher Gemütszustand prasselt wie ein plötzlicher Schauer auf uns ein. Meist verschwindet er von selbst, ohne dass wir seine Ursache begreifen oder benennen konnten. Selbst wenn sich dieser Schauer manchmal wie kräftiger Hagel anfühlt – er geht vorüber. Er ist, wie alles, eine Momentaufnahme unseres reichen Lebens.

Aber wie gehen wir mit solchen herausfordernden Tagen um? Die Gefahr ist, dass wir uns von Negativität anstecken lassen oder mit aller Anstrengung versuchen, die Kurve dennoch zu kriegen. Das eigentliche Rezept dieser Tage ist es, mühelos zu werden, nicht gegen die Herausforderungen anzukämpfen, sondern uns in Annahme zu üben. Es ist einfach, wie es ist, wir müssen nicht alles verstehen oder uns ständig um Optimierung bemühen. Wir dürfen manchmal langsamer werden und loslassen.

MEIN WOCHENCHECK

Bevor es losgeht, beantworte dir die folgenden Fragen:

Wie schnell bewege ich mich im Alltag? Mache ich beispielsweise kleine oder große Schritte?

....

....

....

Was hilft mir, langsamer zu werden in meinem Tun?

....

....

....

Wie fühle ich mich, wenn ich Dinge langsamer angehe?

....

....

....

DER WOCHENIMPULS

Diese Woche geht es um deine übliche Taktung im Alltag. Gehst du die Dinge schnell oder langsam an? Verändere erst einmal nichts an deinem Terminplan, lass ihn einfach so, wie er normalerweise ist. Aber fange damit an, dich zu beobachten: Wie schnell bewegst du dich durch deinen Alltag? Was erledigst du schnell im Vorübergehen und wofür lässt du dir Zeit?

Beispiele:
Während die Kaffeemaschine läuft, hängst du noch schnell die Wäsche auf. Oder du läufst hektisch zum Bus, obwohl der nächste Bus schon in fünf Minuten kommt. Die gelbe Ampel erwischt du gerade noch. Während du telefonierst, schmierst du gleichzeitig die Butterbrote für deine Kinder.

Nimm diese Woche die Geschwindigkeit heraus und horche bewusst auf deinen Körper. Wie fühlt es sich an, wenn du langsamer wirst? Welche Geschwindigkeit hältst du gut aus, welche nicht? Warum ist das so? Notiere all die Tätigkeiten, die du so selbstverständlich nebenbei erledigst, auf einen Zettel. Nimm bewusst wahr, was dir nebenbei gelingt. Erkenne es als Arbeit an, würdige dich dafür. Wenn du dich erschöpft fühlst, kannst du überlegen, welche Dinge auf deinem Zettel du weglassen könntest. Dann wäre es dir möglich, dich ganz auf eine Sache zu konzentrieren und diese bewusst und in deinem eigenen Tempo zu erledigen. Schon diese Verlangsamung kann dich vom Stressgefühl befreien. Wenn du nur das erledigst, was wirklich nötig ist, kannst du dich mehr auf dein Tun konzentrieren. Du bist achtsamer, und das wird dir guttun.

TIPPS FÜR DEN ALLTAG

- Wenn du normalerweise sehr schnell isst, übe dich im langsamen Kauen.
- Gehe Treppen bewusst hinauf oder hinunter – und zwar langsam und mit viel Zeit.
- Laufe nicht dem Bus hinterher, sondern nimm den nächsten.
- Schneide das Gemüse langsamer und erfreue dich an dem Ergebnis.
- Trinke deinen Kaffee oder Tee nicht im Stehen, fülle ihn in eine schöne Tasse und trinke ihn genüsslich und an deinem Lieblingsplatz sitzend.
- Wenn deine Kinder etwas zu berichten haben, konzentriere dich auf ihre Geschichten und genieße intensiv die Zeit mit ihnen.

MEIN WOCHENFAZIT

Was ist mir diese Woche gut gelungen?

....

....

....

Was kann ich in die nächste Woche mitnehmen?

....

....

....

Wofür bin ich diese Woche dankbar?

....

....

....

AFFIRMATIONEN

Es ist für alles gesorgt.
Ich habe Zeit.

35. WOCHENIMPULS

GEFÜHLSLEBEN

Ziel der Woche: Ich drücke meine Gefühle anders aus.

WORUM ES IN DIESER WOCHE GEHT

Wäre es wirklich so wundervoll, jeden Tag glücksberauscht durch das Leben zu wandern? Spätestens nach wenigen Tagen wären wir wahrscheinlich müde und bräuchten eine Pause vom Glücklichsein, denn Gefühle jeder Art kosten uns Kraft. Das Faszinierende an Gefühlen ist, dass sie anerkannt werden wollen, ganz gleich, ob sie positiv oder negativ sind. Viele Menschen identifizieren sich stattdessen mit ihren Gefühlen, weil sie glauben, sie müssten ihnen immer folgen. Sie geben ihren Gefühlen zu viel Gewicht und machen dadurch ihre Handlungen von ihnen abhängig. Wir sind nicht ausschließlich unsere Gefühle. Dies ist eine Illusion!

Die Übung besteht darin, unsere Gefühle objektiv zu betrachten, unaufgeregt, distanziert, um bestenfalls ein neutraler Beobachter zu werden. Gelingt uns das, geben wir unserem Gefühlsleben einen gesunden Rahmen. Unser Wesen ist wundervoll komplex und auch jenseits der Gefühle voller spannender Rätsel. Selbstverständlich braucht diese Betrachtungsweise Übung.

Betrachten wir diese Woche einmal bewusst das Gefühl der Angst. Alle negativen Emotionen haben ihre Wurzeln in der Angst. Ihr Ausdruck ist vielfältig, Angst kann sich in Existenzängsten, Stresssymptomen, Todesängsten, Fluchtreflexen, Panik, Phobien, Ohnmachtsgefühlen, kriegerischer Wut, Verlustängsten oder Erstarrung zeigen. Grundsätzlich ist Angst das gesunde biochemische Warnsystem unseres Körpers, geformt durch die Evolution. Angst half unseren Vorfahren in einer gefährlichen Umgebung zu überleben, wenn sie beispielsweise von wilden Tieren verfolgt wurden. Heutzutage werden wir jedoch selten von brüllenden Löwen bedroht. Das, was uns heute ängstigt (Jobverlust, Krankheiten, Konflikte in der Familie, Kriege und Klimawandel), stellt für uns – anders als die akute Bedrohung unserer Vorfahren – eine permanente Bedrohung dar und erzeugt Stresssymptome, von denen sich unser Körper nicht erholen kann. Unsere Vorfahren haben den Stress der Bedrohung durch wilde Tiere in Bewegungsenergie umgewandelt, indem sie flüchteten oder angriffen. Wir bleiben in einer stressigen Situation meist sitzen und halten die Situation irgendwie aus. Ständige Angst und dauernder Stress rauben uns jedoch unsere Energie und schädigen unsere Gesundheit.

Wie können wir lernen, zu unseren Ängsten ein gesundes Verhältnis zu entwickeln? Der Ausweg heißt: Sei neugierig! Du kannst nämlich nicht gleichzeitig ängstlich und neugierig sein. Wenn du sorgenvolle Situationen mit Neugier und ernsthaftem Interesse betrachtest, wird aus dem brüllenden Löwen eine Hauskatze. Wenn deine Neugier jetzt geweckt ist, dann übe den Impuls so oft wie möglich.

MEIN WOCHENCHECK

Bevor es losgeht, beantworte dir die folgenden Fragen:

Was macht mir zurzeit konkret Angst?

....

....

....

Was kann ich tun, um mich zu beruhigen?

....

....

....

Wie gehe ich gewohnheitsgemäß mit meinen Gefühlen um?

....

....

....

Was spüre ich in meinem Körper, wenn ich mich in bestimmte Gefühle hineinsteigere (Angst, Wut, Traurigkeit)?

....

....

DER WOCHENIMPULS

Bei diesem Wochenimpuls geht es darum zu lernen, sich anders auszudrücken und einen neuen Blickwinkel einzunehmen. Wann immer du eine schlechte Nachricht hörst oder starken Stress spürst, den du mit Angst verbindest, halte einen Moment inne. Alles, was wir mit unseren Sinnen erfahren, besonders das Hören und Sehen, hat Einfluss auf unseren Körper. Beim Innehalten fühle in deinen Körper hinein. Was nimmst du körperlich wahr? Ist es Anspannung, Bauchgrummeln oder flache Atmung? Nimm einfach nur wahr, ohne zu bewerten, und sage dir: Dieses Empfinden darf sein. Sobald du es wahrnimmst, verändert sich das Empfinden. Dann achte auf deine gewohnte Reaktion. Wie sprichst du mit dir? Wie ist die Qualität deiner Gedanken?

»Ich bin ängstlich« ist ein Satz, den wir nur ungern aussprechen. »Ich bin aufgeregt« mildert dieses Gefühl bereits ab und lässt sich leichter aussprechen. Aber es ist besser, dein Gefühl nicht mit dir gleichzusetzen – du bist nicht dein Gefühl. Hier sollten wir wachsam sein, wie unser Sprachausdruck unser Empfinden formt. Höre dir beim Sprechen oder Denken aufmerksam zu. Wie kannst du dich anders ausdrücken, als du es gewöhnlich tust? Vermeide zum Beispiel Sätze wie »Ich bin ängstlich« oder »Ich habe Angst«. Verwende besser: »Ich nehme Angst wahr.« Fühle nach, wie sich die beiden Sätze jeweils auf deine Atmung auswirken.

Diese Übung kannst du bei allen Gefühlen anwenden: »Ich nehme wahr, da ist Unbehagen. »Ich nehme wahr, da ist Scham.« Oder: »Ich nehme wahr, da ist Trauer.« Oder: »Ich nehme wahr, da ist Wut.« So kannst du üben, dein Gefühlsleben aus der Distanz zu betrachten.

Willst du dein Gedankenkarussell stoppen, hilft dieser simple Trick:

Du stehst oder sitzt mit geradem Rücken, beide Fußsohlen berühren den Boden. Blicke auf deine Nasenspitze. Probiere es jetzt gleich aus: Wenn du deine Nasenspitze anschaust, kannst du nicht wirklich gleichzeitig denken. Dies trainiert nicht nur deine Augenmuskulatur, sondern stoppt auf Anhieb deine kreisenden Gedanken.

TIPPS FÜR DEN ALLTAG

- Wenn wir Abstand zu unseren Gefühlen gewinnen wollen, hilft Bewegung – es muss kein Marathon sein, es genügt, 20 Minuten um den Block zu gehen.
- Bewusstes Atmen – zehnmal tief ein und ausatmen – reduziert Stresshormone.
- Schlafen.
- Bewusst ablenken: Buch lesen, mit Freunden chatten, duschen.

MEIN WOCHENFAZIT

Was ist mir diese Woche gut gelungen?

....

....

Was kann ich in die nächste Woche mitnehmen?

....

....

Wofür bin ich diese Woche dankbar?

....

....

AFFIRMATIONEN

Ich bin vielfältig.

Meine Gefühle kommen und gehen.

36. WOCHENIMPULS

NACHSICHT

Ziel der Woche: Ich mache ohne Druck weiter.

WORUM ES IN DIESER WOCHE GEHT

Manchmal geht uns die Energie aus oder wir haben einfach keine Lust mehr auf Optimierung. Wir fallen aus dem Flow. »Ich schaffe es nicht!«, »Ich kann es nicht!«, »Es ist mir zu anstrengend!«, »Wozu das alles?«, »Es bringt doch nichts!« sind Sätze, die durch unser Körpersystem schwingen. Meist fallen wir dann in alte Verhaltensmuster und sind unmotiviert. Nichts geht mehr. Wir konsumieren Dinge, die uns zusätzlich schwächen, vernachlässigen das, was uns guttut, und werden ungnädig mit uns. Unsere schlechte Stimmung nimmt zu und wir wollen von der Welt nichts mehr wissen. Solche Abwärtsspiralen sollten wir liebevoll abbremsen. Wir wissen, dass es Gesundheit und Wohlbefinden nicht als »Instant-Packung« gibt. Prozesse und Entwicklung brauchen Zeit und viel Geduld mit uns selbst. Wir sollten in solchen Phasen nachsichtig mit uns sein und verstehen, dass nicht jeder Tag gleich ist. Wir sind nicht immer in einem mentalen Zustand, in dem uns alles leicht von der Hand geht.

Es gibt einfach diese Tage, an denen das Brot immer auf die geschmierte Seite fällt und nichts so läuft, wie du es dir wünschst. Wann immer dir Murphys Gesetz auf den Fersen ist, heißt es: Sei nachsichtig mit dir. Wir tragen alle einen emotionalen Rucksack mit uns herum – manchmal ist er schwerer, manchmal leichter. Wenn uns etwas heute nicht gut gelingt, heißt das nicht, dass es morgen genauso ist. Morgen ist ein neuer Tag und damit für uns die Möglichkeit, noch mal neu anzufangen. Das Motto ist: Immer weitermachen und dranbleiben, selbst wenn es Tage gibt, die dich zurückwerfen.

MEIN WOCHENCHECK

Bevor es losgeht, beantworte dir die folgenden Fragen:

Welches Ereignis hat mir in letzter Zeit mehr Kraft genommen als gegeben?

....

....

War ich fremdbestimmt in den vergangenen Tagen? Was hat sich dadurch gut und was hat sich schlecht angefühlt?

....

....

In welchen Situationen gehe ich nicht sorgsam mit mir um?

....

....

Welche zeit- und energieraubenden Routinen möchte ich gerne sein lassen?

....

....

DER WOCHENIMPULS

In dieser Woche gehen wir auf »Fühlgang«: Wie ist die Qualität deiner gewohnheitsmäßigen Gedanken, wenn du nicht im Flow bist? Kannst du Situationen oder deine Verhaltensweisen sowie die anderer mit Humor betrachten oder neigst du dazu, dich zu sorgen oder dich zu ärgern? Betrachte und beobachte dich. Es gibt immer einen »heiligen Moment« zwischen Reiz und Reaktion. Wir können lernen, uns selbst zu regulieren.

Wann immer diese Woche eine Situation auftaucht, bei der du innerlich am Kippen bist, also aus deinem Flow fällst und anfängst, dich in negativen Gedanken zu verlieren, finde sofort etwas, das deine Sinne anregt. Nutze deine Sinne in unterschiedlichen Situationen. Du lenkst damit deine Aufmerksamkeit und die Gedanken in eine andere Richtung, was dir hilft, Abstand zu gewinnen und wieder frisch durchzustarten.

WAS DU FÜR DEINE SINNE TUN KANNST

Hörsinn: Höre gute Musik oder einen Podcast.

Tastsinn: Nimm Gegenstände in die Hand und erfühle langsam ihre Oberfläche oder massiere deine Hände.

Riechsinn: Rieche an Blumen, Holz oder Kaffee.

Geschmackssinn: Nimm ein Stück Trockenobst und kaue es eine Minute lang bewusst.

WEITERFÜHRENDER IMPULS

Hand aufs Herz

Wenn wir uns in Akzeptanz und Nachsicht üben, müssen wir nicht mehr gegen unsere Stimmung ankämpfen. Was wäre, wenn alles, was in diesem Moment geschieht, genau so sein soll? Lege eine Hand aufs Herz. Sobald du merkst, dass deine Atmung sich beruhigt, sprich einen der folgenden Sätze laut aus:

- Alles, was in diesem Moment geschieht, soll genau so sein.
- Ich bin im Frieden mit den Dingen.
- Ich leiste keinen Widerstand gegen mich selbst.
- Ich akzeptiere meine Bedürfnisse.

Gehe anschließend durch den Raum. Orientiere dich, wo du gerade bist. Schüttle deinen Körper anschließend richtig aus – so lange, bis du ihn in seiner ganzen Präsenz spürst.

TIPPS FÜR DEN ALLTAG

- Erinnere dich an deine Absichtserklärung: Warum ist es dir wichtig, für dich zu sorgen?
- Betrachte alles, was nicht rundläuft, mit einer Portion Humor.
- Gönne dir eine warme Dusche oder Wärmflasche.
- Folge den Bedürfnissen deines Körpers nach Ruhe oder Bewegung.
- Nimm alle Strenge aus deinen Gedanken heraus.

- Iss etwas Warmes, damit du von innen gut genährt bist.
- Nimm den Zwang raus, dass immer alles glatt laufen muss.
- Mache etwas, das dir Freude bringt.
- Alles, was dir heute nicht leicht von der Hand geht, lässt du liegen und versuchst es morgen wieder.
- Falls du dich fremdbestimmt wahrnimmst, erinnere dich: Du bist der Regisseur deines Wohlbefindens.

MEIN WOCHENFAZIT

Was ist mir diese Woche gut gelungen?

....

....

....

Was kann ich in die nächste Woche mitnehmen?

....

....

....

Wofür bin ich diese Woche dankbar?

....

....

....

AFFIRMATIONEN

Ich bin nachsichtig mit mir.
Ich verzeihe mir.

MONATSRESÜMEE

Es sind nicht die äußeren Umstände, die das Leben verändern, sondern die inneren Veränderungen, die sich im Leben äußern.

Wilma Eudenbach

Welche Einsichten habe ich in den letzten vier Wochen gewonnen?

Ein Thema, das ich in mein Leben einladen möchte:

Welche waren meine größten Glücksmomente mit mir selbst?

Meine Notizen:

37. WOCHENIMPULS

DANKBARKEIT

Ziel der Woche: Ich bin dankbar.

WORUM ES IN DIESER WOCHE GEHT

Während wir fokussiert auf große Ereignisse warten, könnte es sein, dass wir in der Zwischenzeit die vielen kleinen Dinge verpassen, die uns mit Freude und Dankbarkeit erfüllen. Die Welt ist ein einziges Geschenk. Ob wir in der Lage sind, unser Leben und unsere Erfahrungen unter diesem Blickwinkel zu betrachten, hängt von der Liebe und dem Mitgefühl ab, die uns in unserem bisherigen Leben entgegengebracht wurden. Wir sind zwar Individuen, aber als solche auch ein Teil des Ganzen. Deshalb ist es wichtig, seine persönliche Biografie in den größeren Zusammenhang zu stellen und dankbar zu sein für alles, was uns begegnet. Dankbarkeit ist nicht nur eine wichtige spirituelle Praxis, sie ist ein Schlüssel zur Heilung. Durch Dankbarkeit wächst unsere Wertschätzung fürs Leben. Dankbarkeit ist aber mehr als nur ein warmes Gefühl – sie ist eine innere Haltung, die Frieden und emotionale Freiheit bringt. Wenn wir hoffnungslos sind oder uns in uns selbst gefangen fühlen, kann Dankbarkeit helfen, die Perspektive zu ändern und mehr Freude zu spüren.

Dankbarkeit schärft den Blick auf unser Leben: Wie weit sind wir gekommen? Was haben wir alles gemeistert? Ein liebevoller Blick auf unser Energieniveau ist bereits die Kultivierung einer Dankbarkeitspraxis und eine sehr wichtige Übung, um unser Nervensystem zu entspannen. Denn Dankbarkeit fördert auch unsere Liebesfähigkeit, wir fühlen uns innerlich reich, genährt und kraftvoll. Wer dankbar ist, leidet außerdem weniger unter Angst, Missmut, Stress, Schlafstörungen und körperlichen Krankheitssymptomen. Und das Schönste ist: Dankbar zu sein, kannst du lernen.

MEIN WOCHENCHECK

Bevor es losgeht, beantworte dir die folgenden Fragen:

Wofür danke ich meinem Körper?

....

....

Wie drücke ich meine Dankbarkeit aus?

....

....

Welche Wesen und Dinge, die ich für selbstverständlich halte, verdienen meine Dankbarkeit?

....

....

Für welche Kleinigkeiten bin ich dankbar?

....

....

DER WOCHENIMPULS

Die folgende Übung nennt sich »Baum der Dankbarkeit«. Für diesen Wochenimpuls brauchst du ein großes, leeres, weißes Blatt Papier und farbige Stifte. Male zuerst den Stamm und für die Krone des Baumes fügst du leere Kreise als Blätter ein. Fülle diese Kreise mit Namen, Ereignissen und Symbolen. Vielleicht magst du auch ein Bild einer geliebten Person oder eines geliebten Tieres einfügen. Lass diesen Baum im Laufe der Woche wachsen, indem du die Antworten auf die folgenden Fragen in die restlichen Kreise einfügst:

- Über welche Personen, Tiere, Pflanzen in deinem Leben freust du dich?
- Für welche Teile deiner Arbeit bist du dankbar?
- Welche Ereignisse erfüllen dich mit Dankbarkeit?
- Schreibe auf, welche Aspekte der genannten Personen, Ereignisse und Symbole dafür verantwortlich sind, dass du dankbar bist.

WEITERER IMPULS

Meditation Herzöffner

- Lege eine Hand auf dein Herz und die andere auf deinen Bauch und fühle in deinen Herzraum.
- Dein Herz schlägt für dich.
- Atme ruhig und gleichmäßig, beeinflusse deine Atmung nicht.
- Nimm dich wahr und spüre, wie das Leben durch dich hindurch atmet.
- Mit jedem Atemzug fühlst du deine Lebendigkeit.
- Nimm bewusst die Geräusche, den Geruch und den Raum um dich herum wahr.
- Tue dies, bis du dich entspannt hast.
- Fühle erneut in deinen Herzraum und erinnere dich an alles, wofür du dankbar bist. Welche Personen, Tiere, Ereignisse, Lebensmittel, Orte oder Naturräume tauchen vor deinem inneren Auge auf?
- Spüre die Liebe, die du für all diese Wesen und Dinge empfindest, und lasse diese Liebe in dein Herz fließen. Genieße diese Energie und deine Liebesfähigkeit.
- Beende diese Meditation, indem du dich liebevoll bei dir für die Zeit bedankst, die du dir für dich genommen hast.

TIPPS FÜR DEN ALLTAG

- Teile deine Dankbarkeit mit deinen Mitmenschen.
- Finde kleine Gesten, mit denen du deine Wertschätzung und Liebe anderen Menschen und Tieren gegenüber zum Ausdruck bringst.
- Beginne den Morgen nicht sofort mit Arbeit, sondern drücke erst deine Dankbarkeit für diesen Tag aus.
- Wenn du abends im Bett liegst, lass die Highlights des Tages noch einmal Revue passieren. Fühle dabei deine Dankbarkeit.

MEIN WOCHENFAZIT

Was ist mir diese Woche gut gelungen?

....

....

....

Was kann ich in die nächste Woche mitnehmen?

....

....

....

Wofür bin ich diese Woche dankbar?

....

....

....

AFFIRMATIONEN

Ich nehme das Leben dankbar an.
Dankbarkeit gibt mir Energie.

38. WOCHENIMPULS

NATUR

Ziel der Woche: Ich stärke meine Sinne.

WORUM ES IN DIESER WOCHE GEHT

Unser Bedarf an Regeneration, Pausen, Leerzeiten und Stille ist in unserer chaotischen Welt größer denn je. Die Natur hilft uns einfach und effektiv, uns mit Energie aufzuladen. Jeder Gang in die Natur bedeutet Regeneration und Erdung. Unsere Vorfahren mussten sich nicht erden, denn sie lebten im Einklang mit den natürlichen Rhythmen der Natur. Wir dagegen haben uns von der Natur entfernt und entfremdet. Umso wichtiger ist es, dass wir uns wieder auf das Wesentliche konzentrieren, auf das, was unser Leben energetisch anreichert. Ohne viel Aufwand oder Kosten kann uns der Weg ins Grüne auftanken, ganz gleich, ob es uns in den Wald, in den Park, ans Wasser oder in die Berge zieht. Die Natur verschafft uns darüber hinaus Entspannung und trägt zur Gesundheit bei: Hält man sich an der frischen Luft auf, steigt der Sauerstoffgehalt im Blut – und das wiederum fördert die Konzentrationsfähigkeit. Das natürliche Licht verbessert die Leistungsfähigkeit, denn es stimuliert die Ausschüttung aktivierender Hormone.

MEIN WOCHENCHECK

Bevor es losgeht, beantworte dir die folgenden Fragen:

Wann war ich das letzte Mal ohne Zeitdruck in der Natur?

....

....

....

Welche Landschaft tut meinen Sinnen gut?

....

....

....

Welcher Ort hilft mir, mich zu erden?

....

....

....

Was tue ich für die Natur?

....

....

....

DER WOCHENIMPULS

Plane diese Woche ein Natur-Date und tue dies bei Wind und Wetter! Lass dein Handy zu Hause, geh allein los, Nachbarn, Kinder und selbst dein Hund sollten dich nicht begleiten. Es ist dein Date mit dir und der Natur, ganz ohne Ablenkung. Wenn du dich in der Natur aufhältst, nutze sie für einen sinnlichen Austausch. Nichts ist erotischer als die Kraft der wärmenden Sonne. Lass dich auf eine tiefe Begegnung mit der Natur ein, taste, sehe, rieche, schmecke und fühle, trete in Beziehung mit deiner Umgebung. Sinnlichkeit kannst du durch jedes Element erfahren, sei es eine warme Brise, die deinen Nacken streift, ein kühlendes Bad in einem Teich oder indem du auf einer Wiese liegst, in die Wolken schaust und tagträumst. Rieche genussvoll an Blumen und Kräutern oder berühre Baumrinden. All dies ist ein kraftvoller und sinnlicher Austausch mit der Natur, der der Entfaltung deiner Lebensfreude dient und deine Kreativität stärkt.

TIPPS FÜR DEN ALLTAG

- Kaufe dir Pflanzen für deine Zimmer.
- Pflanze Gemüse an.
- Koche Marmelade ein.
- Kaufe und esse frisches Gemüse und Obst.
- Gehe schwimmen.
- Suche dir Wanderrouten und Pilgertouren in deiner Region und gehe sie.
- Lausche den Vögeln in der Dämmerung.
- Genieße den Morgenduft.
- Trinke Kräutertee.

WEITERFÜHRENDER IMPULS

Ätherische Düfte schicken uns auf Reisen in die Natur, sollten wir einmal nicht rausgehen können. Der Duft von Heuwiesen, Nadelwäldern, Herbstlaub oder Kräutern weckt unsere Sinne und lässt uns aufatmen. Natürliche Düfte, vor allem ätherische Öle, fördern unsere Entspannung und Gesundheit – so wirkt zum Beispiel der Duft von Fichtenharz aufbauend, stärkend, desinfizierend und klärt den Geist. Der ätherische Duft von Zedernholz stimuliert die Zirbeldrüse und wirkt beruhigend. Finde deinen Duft, der dich von zu Hause ein Stück in die Natur bringt.

MEIN WOCHENFAZIT

Was ist mir diese Woche gut gelungen?

....

....

....

Was kann ich in die nächste Woche mitnehmen?

....

....

....

Wofür bin ich diese Woche dankbar?

....

....

....

AFFIRMATIONEN

Ich bin Natur und mit
allem Lebendigen verbunden.
Die Erde trägt mich.

39. WOCHENIMPULS

KOSMOS

Ziel der Woche: Ich pflege meinen Glauben.

WORUM ES IN DIESER WOCHE GEHT

Bewusste sich selbst erfüllende Prophezeiungen, Affirmationen, positives Denken und Beten kräftigen unsere Gesundheit. Diverse psychologische und neurologische Studien haben nachgewiesen, dass Menschen, Tiere, Pflanzen und sogar isolierte Zellkulturen sich besser entwickeln, wenn sie mit positiven Begriffen oder Aussagen besprochen werden oder für sie gebetet wird. Wir sollten uns daher von der Illusion befreien, dass wir getrennt vom Kosmos existieren. Das gesamte Universum, das Bewusstsein, Gott, der große Geist, das große Ganze oder das Mysterium – ganz gleich, welchen Namen wir der höheren Macht geben, an die wir glauben – strahlt eine kosmische Kraft aus, die alle Wesen miteinander verbindet. Dieses Mysterium ist keine Kraft außerhalb von uns, sondern wirkt durch jede Zelle unseres Körpers in uns. Unser Glaube an eine verbindende, höhere Kraft hilft uns, in ein inneres Gleichgewicht zu kommen. Jeder Mensch hat ein anderes Verständnis und seine eigene, intuitive Beziehung zum Göttlichen. Rabbi Harold Kushner hat es sehr treffend formuliert: »Gott ist ein Spiegel. Der Spiegel verändert sich nie, aber jeder, der hineinschaut, sieht etwas anderes.« Das Kostbare am Glauben ist, dass wir dabei die Grenzen unserer Ratio, Logik und unseres alltäglichen Verständnisses verlassen: Jeder Glaube schult unsere intuitive Wahrnehmung und öffnet unser Bewusstsein für einen umfassenderen Blick auf das Leben. Darüber hinaus ist der Glaube ein Werkzeug, um sich selbst zu erforschen.

Die Beziehung zum Kosmos gleicht einer Liebesbeziehung: Je mehr Vertrauen wir dem Leben entgegenbringen, desto müheloser können wir uns anlehnen, aus dieser Beziehung Kraft schöpfen und uns verbunden fühlen. Die Erfahrung zeigt, dass tiefer Glauben uns als Mensch heiler und vollständiger macht. Das Göttliche ist dabei nicht unser Ziel, sondern der Weg, der uns hilft, unser Bewusstsein in der Unendlichkeit zu verankern. Mithilfe des Gebets können wir uns an diese unendliche Quelle der Verbindung anschließen: Das Wesen des Gebets ist es, gute Wünsche auszusprechen, damit unsere Welt voller Liebe und Mitgefühl erblühen kann. Durch die Anbindung an das große Ganze bekommen wir die Kraft, mit Krisen, Krankheiten und Leid besser umzugehen.

MEIN WOCHENCHECK

Bevor es losgeht, beantworte dir die folgenden Fragen:

Wann und wofür habe ich das letzte Mal gebetet?

....

....

....

Wodurch fühle ich mich mit dem Mysterium des Lebens verbunden?

....

....

....

Welches spirituelle Ritual hilft mir, meine Wünsche und Gebete zu bekräftigen?

....

....

....

DER WOCHENIMPULS

Im Impuls der letzten Woche ging es um die sinnliche Erfahrung in der Natur. Diese Woche geht es darum, eine spirituelle Erfahrung in der Natur zu erleben – hier erfahren viele die kraftvollste Form der Anbindung an den Kosmos. Wenn du diese Woche gestresst bist oder das Gefühl hast, aus deiner Mitte zu fallen, suche dir einen Platz in der Natur und setze dich dort auf die Erde. Gib all dein Körpergewicht an die Erde ab – so lange, bis du spürst, dass jede Anspannung langsam aus deinen Muskeln weicht. Dann gilt es, Nichtstun zu kultivieren: Lausche der grenzenlosen Sprache aller Dinge, ganz ohne jede Absicht. Halte inne. Jeder Baum, jedes Tier, jedes Lichterspiel kann dir ein spiritueller Lehrer sein. Frage dich, was du tief im Inneren über die Kraft des Kosmos weißt. Damit ist nicht gemeint, was dir beigebracht wurde oder was du glaubst, wissen zu müssen. Es geht darum, deiner eigenen Intuition als Informationsquelle zu vertrauen.

Du kannst dir auch zu Hause einen kleinen Altar mit einer Kerze oder einer Blume oder sonstigen Dingen einrichten, die dir Kraft geben, und dich täglich vor diesen Altar setzen. Auch so können wir die Kraft des Universums spüren und uns in ihr auftanken. Pflege in dieser Woche deine Spiritualität, wie es für dich richtig ist. Im Übrigen sind auch Yoga und Meditation spirituelle Praktiken, die uns mit den Kräften des Kosmos verbinden.

TIPPS FÜR DEN ALLTAG

- Übe dich, in Stille zu sein. Lausche und beobachte, ohne zu werten.
- Gehe oft in die Natur. Wandere und lass die Natur auf dich wirken.
- Lege dich auf Moos oder den Waldboden und beobachte die Wolken.
- Kultiviere Dankbarkeit, denn Dankbarkeit ist gelebter Glaube.
- Sei im Einklang mit deiner Umgebung. Wenn du anderen Leid zufügst, schadest du dir letztlich selbst.
- Glaube kann zwar gelehrt werden, doch vor allem will er durch Erfahrung erlebt werden.
- Praktiziere Achtsamkeitsübungen wie Yoga, Meditation oder den Fünf-Rhythmen-Tanz.

MEIN WOCHENFAZIT

Was ist mir diese Woche gut gelungen?

....

....

....

Was kann ich in die nächste Woche mitnehmen?

....

....

....

Wofür bin ich diese Woche dankbar?

....

....

....

AFFIRMATIONEN

Ich lausche in die Stille.
Das Universum wirkt in mir.

40. WOCHENIMPULS

BEGEISTERUNG

Ziel der Woche: Ich suche mir Dinge, die mich begeistern.

WORUM ES IN DIESER WOCHE GEHT

Wir brauchen ab und zu ein Highlight, das uns motiviert. Unser Geist will be*geist*ert werden. Wenn wir dauerhaft zu angestrengt sind, kann uns die Begeisterungsfähigkeit abhandenkommen. Daher ist es wichtig, dass wir uns darauf besinnen, was uns Spaß macht, worin wir aufgehen, wofür wir brennen. Frage dich: Wann habe ich mich das letzte Mal wild und frei gefühlt? Wann war ich mit Leidenschaft bei einer Sache? Wann habe ich mit Begeisterung etwas getan oder mir beibringen lassen? Wofür habe ich früher gebrannt? Was passiert heute mit mir, wenn ich mich mit diesem Thema beschäftige?

Wir werden in dieser Woche anfangen, Pläne zu schmieden und Visionen zu entwickeln. Wir entscheiden nach unserem Bauchgefühl. Es geht darum, an das anzuknüpfen, was dich einmal begeistert hat, oder neue Dinge zu finden, die dich begeistern. Wenn du früher gern weite Reisen gemacht hast, kannst du überlegen, welche Form von Reise du in diesem Jahr noch unternehmen möchtest. Hast du gern fremde Sprachen erlernt, solltest du vielleicht einen Kurs belegen. Entwickle Visionen und beginne, dich jetzt schon auf ihre Umsetzung zu freuen. Was willst du unbedingt noch erleben? Fang heute mit der konkreten Planung an, sonst könnte es irgendwann zu spät sein. Eine solche Vision hält uns auch in schlechten und mühsamen Zeiten aufrecht. Wir können uns darauf freuen, wenn uns der Alltag grau erscheint.

MEIN WOCHENCHECK

Bevor es losgeht, beantworte dir die folgenden Fragen:

Worüber kann ich mich so richtig freuen?

....

....

....

Was begeistert mich? Nenne mindestens drei Sachen.

....

....

....

Welches Highlight will ich in diesem Monat noch erleben?

....

....

....

Welches Hobby begeistert mich?

....

....

....

DER WOCHENIMPULS

Für diesen Wochenimpuls brauchst du Zettel und Stift sowie drei Briefmarken und drei Umschläge für einen normalen Brief.

Mache diese Woche drei handschriftliche Listen auf einem schönen Papier deiner Wahl:

1. Fertige eine Wunschliste mit allem an, was du in deinem Leben gern erleben würdest.
2. Mache eine Liste mit Dingen, die dir Freude bereiten und die du schon länger nicht mehr gemacht hast.
3. Mache abschließend eine Liste von Dingen, die bislang unter den Tisch fielen, weil dir schlichtweg die Zeit fehlte.

Sieh dir alle drei Listen genau an und unterstreiche jeweils eine Sache: Suche dir etwas heraus, bei dem dein Herz strahlt, sobald du daran denkst. All diese schönen Dinge erinnern dich daran, was in deinem Leben noch an Abenteuern und Freuden auf dich wartet. Nun steckst du diese drei Listen in drei verschiedene Briefumschläge und klebst auf diese Briefmarken. Du adressierst die Umschläge an dich und notierst auf ihnen das Wort »Erinnerungsstütze«. Jetzt bittest du einen dir nahestehenden Menschen, dir im Laufe des Jahres die Listen einzeln und jeweils im Abstand von drei Monaten zu schicken. Wenn ein Umschlag zu dir zurückkommt, machst du genau das, was du auf der darin liegenden Liste unterstrichen hast. Du gibst dir sozusagen selbst Brief und Siegel darauf, etwas zu tun, das deine Begeisterung für das Leben wieder erweckt.

Weiterer Impuls

Wenn du in dieser Woche noch Zeit hast, dann tue noch etwas, was dich begeistert: Erstelle dir zum Beispiel eine Gute-Laune-Playlist mit Songs, bei denen dein Körper in Schwung kommt. Du solltest dich so lange bewegen und schütteln, stampfen und stöhnen, bis du aus vollem Herzen lächelst. Du kannst auch Freunde zum Tanzen einladen oder mal wieder in einen Klub oder ein Tanzlokal gehen. Das Wichtige an diesem Impuls ist, dass du dich zu Musik bewegst. Die Afrikaner sagen: Wenn du einen Körper hast, dann bist du auch ein Tänzer.

TIPPS FÜR DEN ALLTAG

- Wenn du dich auf Negatives fokussierst, fällt es dir viel schwerer, Begeisterung zu verspüren. Entwickle eine positive Einstellung, denn Optimismus steckt an.
- Bringe andere zum Lachen und lache über dich selbst.
- Sobald sich eine Routine einstellt, lässt die Begeisterung nach. Schaffe dir neue Anreize.
- Richte deine Aufmerksamkeit auf die kleinen Dinge im Leben. Lass sie dich erfreuen.

- Wenn du häufig andere motivierst, umgib dich ebenfalls mit Menschen, die dich motivieren.
- Tausche dich mit dir nahestehenden Menschen über eure Visionen aus. Vielleicht könnt ihr euch bei der Verwirklichung gegenseitig unterstützen.

MEIN WOCHENFAZIT

Was ist mir diese Woche gut gelungen?

....

....

....

Was kann ich in die nächste Woche mitnehmen?

....

....

....

Wofür bin ich diese Woche dankbar?

....

....

....

AFFIRMATIONEN

Mein Geburtsrecht ist es, voller Freude zu sein. Begeisterung ist mein natürlicher Zustand.

MONATSRESÜMEE

Immer wenn du nahe daran bist, dich ins Theater anderer Leute hineinziehen zu lassen, erinnere dich an dieses polnische Sprichwort:

Nicht mein Zirkus. Nicht meine Affen.

Welche Einsichten habe ich in den letzten vier Wochen gewonnen?

....

....

....

....

....

Ein Thema, das ich in mein Leben einladen möchte:

....

....

....

....

....

Welche waren meine größten Glücksmomente mit mir selbst?

....

....

....

....

....

Meine Notizen:

....

....

....

....

....

....

....

....

....

41. WOCHENIMPULS

UMWELTSCHUTZ

Ziel der Woche: Ich setze mich für das Gute ein.

WORUM ES IN DIESER WOCHE GEHT

Wir Menschen haben in den letzten Jahrhunderten alles dafür getan, uns ein schlechtes Image zu schaffen. Unsere Schuldenliste ist lang: Kriege, Artensterben, die Plünderung und Verschwendung von Ressourcen unseres Planeten durch maßlosen Konsum und der sich daraus ergebende Klimawandel … Es fühlt sich an, als ob ein großer Schatten auf unseren wunderschönen Planeten gefallen wäre. Dieser »Weltschmerz« geht nicht spurlos an unserer Körper- und Seelenlandschaft vorbei. Die Sorgen um unsere Gegenwart und Zukunft berühren jede und jeden von uns.

Ich höre so oft den Satz »Unsere Erde ist erschöpft« oder »Wäre es nicht besser, wenn der Mensch von diesem Planeten verschwinden würde?«. Meine Antwort ist immer die gleiche: Unser Planet ist nicht erschöpft, sondern er ist aus dem Gleichgewicht geraten. Die Erde ist vertraut mit Wandlungsprozessen und ihr stehen andere Zeitdimensionen zur Verfügung als dem Menschen. Alle Prozesse, die uns aus dem Gleichgewicht bringen, kosten uns allerdings Lebenskraft, die wir in der relativ kurzen Zeitspanne unseres menschlichen Lebens auch wieder auffüllen sollten. Wir verlieren besonders viel Energie, wenn wir nicht mit den Veränderungen fließen, sondern voller Kraft Widerstand leisten. Anstatt an einer scheinbaren, alten und vertrauten Normalität festzuhalten, ist heute innere Flexibilität gefragt. Wir brauchen den Mut, neue Träume zu leben: Nicht »schneller, höher, weiter«, sondern »bewusster, beweglicher und weniger« sollte unser Motto sein. Um vollständig zu gesunden, müssen wir ein spirituelles Bewusstsein entwickeln und Selbstreflexion betreiben, um ein ökologisches und ökonomisches Gleichgewicht herzustellen.

Schuldzuweisungen helfen dabei nicht weiter, besser wäre es, wir würden uns gegenseitig motivieren. Wir sind Teil der Veränderung in unserer Welt, alle und alles sind miteinander verbunden und voneinander abhängig. Nur gemeinsam können wir ein Bewusstsein für die kostbare und belebte Natur schaffen. Jede helfende Hand, jede unterstützende Idee und jede nützliche Tat trägt zu einem gesunden Gleichgewicht für unsere Ökosysteme bei. Wir sollten also konsequent Ja zum Leben sagen und idealerweise auch danach handeln!

MEIN WOCHENCHECK

Bevor es losgeht, beantworte dir die folgenden Fragen:

Wie sollte die Welt aussehen, die ich mitgestalten möchte?

....

....

....

Wo kann ich mich mit Spaß an der Sache für die Umwelt einbringen?

....

....

....

Worauf kann ich verzichten?

....

....

....

DER WOCHENIMPULS

Indem wir die Umwelt schützen, verbinden wir uns mit der Erde und damit auch mit uns selbst. Alles, was du für die Umwelt tust, kommt auch dir zugute. Den schonenden Umgang mit dem Planeten bei unseren Aktivitäten in den Mittelpunkt zu stellen, ist eine sinnstiftende Tätigkeit und gibt unserem Handeln Orientierung und Kraft. Wie bei der Gartenarbeit tun wir damit auch etwas für uns, sei es durch die bloße körperliche Aktivität oder die Freude am Ergebnis. Wenn wir uns zusammen mit anderen für den Umweltschutz engagieren, lernen wir auch unterschiedlichste Menschen kennen und erweitern unseren Horizont.

Dinge, die du tun könntest

- Sammle Müll im Park, am Strand oder im Wald. Hab dafür in dieser Woche immer eine Tüte dabei.
- Pflanze Blumen, von denen Insekten einen Nutzen haben.
- Kaufe Kosmetikprodukte, die frei von Mikroplastik sind.
- Spare Wasser beim Duschen.
- Lass das Auto in der Garage, fahre mehr Fahrrad, Bus oder Bahn.

Wir erschaffen uns mit diesen vermeintlich geringfügigen Handlungen Stück für Stück eine andere Realität. Achtsam mit der Umwelt umzugehen, gibt uns Kraft zurück und schafft das Gefühl von Wirksamkeit. Sage dir: Wenn alle mitmachen, multipliziert sich jede meiner individuellen Tätigkeiten zu einer Großtat von fast acht Milliarden Menschen. Gemeinsam können wir so viel bewegen.

TIPPS FÜR DEN ALLTAG

- Suche dir in der Umgebung Umweltprojekte oder Veranstaltungen aus, bei denen du dich einbringen kannst.
- Achte darauf, dass du regionale und saisonale Produkte kaufst.
- Kaufe Fairtrade-Produkte.
- Frage dich vor jedem Kauf: Brauche ich dieses Produkt wirklich?
- Spare Strom, indem du Geräte ausschaltest, wenn du sie nicht nutzt. Hilfreich sind abschaltbare Steckdosen oder Steckerleisten.
- Informiere dich über Tiefenökologie, sie verbindet Wissenschaft, Aktionismus und Spiritualität.
- Setze dir kleine Ziele. Wenn du zu schnell zu viel erreichen willst, verfliegt deine Motivation.

- Nutze weniger To-go-Becher und -Geschirr, nimm stattdessen dein eigenes Geschirr mit.
- Teile und leihe dir Dinge häufiger.
- Lass Dinge, die kaputtgehen, reparieren, anstatt sie neu zu kaufen.

MEIN WOCHENFAZIT

Was ist mir diese Woche gut gelungen?

....

....

....

Was kann ich in die nächste Woche mitnehmen?

....

....

....

Wofür bin ich diese Woche dankbar?

....

....

....

AFFIRMATIONEN

Alles, was ich für die Erde tue,
stärkt auch mich.
Ich bin Erde.

42. WOCHENIMPULS

GELASSENHEIT

Ziel der Woche: Ich übe mich in Zurückhaltung.

WORUM ES IN DIESER WOCHE GEHT

Kennst du das? Du glaubst oft, etwas besser und schneller zu können oder zu wissen als andere, und spürst, wie deine Energie immer weniger wird. Wenn wir dazu neigen, Dinge und Arbeiten ohne Umwege, ohne Abwarten, ohne jegliches Zögern allein anzupacken oder ungefragt zu kommentieren, raubt uns das früher oder später Kraft. Die heutige Schnelllebigkeit lässt uns in vielen Alltagssituationen ungeduldig werden: Der Computer ist nicht schnell genug, der Bäcker braucht ewig, bis er die Brötchen eingetütet hat, das bestellte Essen wird viel zu langsam geliefert. Wir regen uns auf, reagieren missmutig, werden ungeduldig und nervös. Aber wir verschwenden unsere Energie mit diesem »Ärger«: Wer sich viel aufregt und ärgert, ist zu besonnenem Handeln oft nicht mehr fähig und landet schließlich in lähmender Energielosigkeit.

Zurückhaltung, abwarten, sich zurücknehmen – all das führt zu Gelassenheit. Gelassenheit bedeutet, in sich zu ruhen und Dinge, die man nicht ändern kann, ohne Aufregung zu akzeptieren. Es bedeutet auch, dass wir nicht sofort auf alles reagieren müssen, wir können lernen, uns Zeit zu lassen.

MEIN WOCHENCHECK

Bevor es losgeht, beantworte dir die folgenden Fragen:

Wie viel Zeit verbringe ich am Tag oder in der Woche mit Likes oder Kommentaren in sozialen Netzwerken?

....

....

....

Wieso ist es mir wichtig, mich mitzuteilen?

....

....

....

Kann ich Ereignisse beobachten, ohne dass ich reagiere?

....

....

....

Was hilft mir, geduldig zu sein?

....

....

....

DER WOCHENIMPULS

Halte dich diese Woche mit Kommentaren zurück. Eine Kollegin regt sich über den Chef auf? Anstatt euch gegenseitig hochzuschaukeln, höre zu und reagiere nicht weiter. Oder die Nachrichten bieten mal wieder allen Grund, sich zu ärgern oder frustriert zu sein? Dann atme langsam aus und nimm die Nachrichtenlage hin, ohne deine Ansichten mitzuteilen. Lass deinen Geist zur Ruhe kommen. Kommentiere in dieser Woche nicht alles, was du siehst, hörst und liest. Geh innerlich auf Abstand, als ob du die Dinge wahrnimmst, aber nicht an ihnen anhaftest. Vielleicht hilft es dir, dich mit dem Wind zu verbinden: Alles rauscht und fliegt an dir vorbei, wie eine sanfte Brise.

Wenn du das Gefühl hast, du müsstest dich immer unbedingt und sofort mitteilen, dann können dich folgende Sätze unterstützen, mehr bei dir zu bleiben:

- »Ich brauche eine Pause, um meine Gedanken zu sortieren und mich wieder zu fokussieren.«
- »Ich bin innerlich gerade dicht und kann nichts mehr aufnehmen. Ich brauche jetzt eine Pause, um mich zu sortieren, damit ich wieder zuhören kann.«
- »Ich merke gerade: Ich bin aufgeregt. Das kann zu nichts Konstruktivem führen. Lass uns ein anderes Mal weitersprechen.«

TIPPS FÜR DEN ALLTAG

- Wenn dich etwas emotional erregt, reagiere dich mit Bewegung ab.
- Gehe viel an die frische Luft.
- Atme einige Male tief ein und aus und überlege dir in Ruhe, bevor du reagierst, ob deine Reaktion der Situation dient.
- Lerne zuzuhören, ohne intervenieren zu müssen.
- Schraube deinen Anspruch an dich und deine Mitmenschen herunter – Perfektionismus raubt dir mehr Kraft, als du denkst.
- Akzeptiere Fehler bei dir und anderen.
- Aufregung ohne echten Willen zur Veränderung schwächt dich, lass es sein.
- Nimm Ereignisse niemals persönlich.
- Gib deinen Mitmenschen Raum, lass sie selbst Lösungsansätze finden.

MEIN WOCHENFAZIT

Was ist mir diese Woche gut gelungen?

....

....

....

Was kann ich in die nächste Woche mitnehmen?

....

....

....

Wofür bin ich diese Woche dankbar?

....

....

....

AFFIRMATIONEN

Jetzt ist der Augenblick
der Entspannung.
Ich bin gelassen.

43. WOCHENIMPULS

IMMUNSYSTEM

Ziel der Woche: Ich unterstütze mein Immunsystem.

WORUM ES IN DIESER WOCHE GEHT

Unser Immunsystem ist unsere körpereigene Abwehr. Es sorgt dafür, dass wir nicht nur vor verschiedenen Krankheitserregern und Schadstoffen von außen, sondern auch vor gesundheitsschädlichen Zellveränderungen geschützt werden. Wenn wir zu starker Erschöpfung neigen, anfällig für Infekte sind oder besonders lange brauchen, bis unser Körper sich nach einer Krankheit wieder erholt, dann sollten wir unser Immunsystem unterstützen.

Nichts hat mehr Einfluss auf unsere Gesundheit und so auf unser Immunsystem als die Lebensmittel, die wir zu uns nehmen. Vitamine, Mineralstoffe, Spurenelemente und sekundäre Pflanzenstoffe, die auch in Form von Nahrungsergänzungsmitteln angeboten werden, kannst du natürlich und besser über eine ausgewogene Ernährung aufnehmen. Zusätzlich wichtig sind eine gesunde Darmflora, erholsamer Schlaf und vor allem ein nicht zu hoher Stresspegel. Keine Tablette, kein Saft, kein Pulver kann ein zu hohes Stresslevel, zu wenig Schlaf oder Bewegung oder eine ungesunde Ernährung ausgleichen. Haben wir Nahrungsmittelintoleranzen, essen wir extrem einseitig oder leiden an chronischen Erkrankungen, kann ein Bedarf an Zusatzstoffen vorhanden sein. Auch in sehr stressigen Lebensphasen oder zur Erkältungssaison können wir unser Immunsystem zusätzlich unterstützen.

Folgende klassische Mikronährstoffe gehören zu einer guten und wichtigen Versorgung unseres Immunsystems. Sie wirken als Prophylaxe gegen viele Krankheiten und Beschwerden und können Erkrankungen abmildern oder verkürzen. Wenn du gut auf deine Ernährung achtest, kannst du dich auf die natürlichen Quellen verlassen. Phasenweise und/ oder nach Abklärung durch ein großes Blutbild kannst du auch Nahrungsergänzungsmittel einnehmen.

- **Vitamin C** wirkt als Antioxidans und macht freie Radikale unschädlich. Nimm mehrmals täglich 400 bis 600 Milligramm ein, das ist besser als einmal am Tag hochdosiert. Gelbe Paprika, Johannisbeeren, Zitronen und Äpfel sind gute natürliche Quellen.
- **Vitamin D3** mindert die Infektanfälligkeit und fehlt fast jedem, da wir uns immer seltener direktem Sonnenlicht ohne UV-Schutz aussetzen. 800 Einheiten täglich sind im Herbst und Winter sinnvoll, es besteht keine Gefahr der Überdosierung. Zusammen mit Vitamin K kann Vitamin D optimal aufgenommen werden, am besten morgens. Vitamin D3ist in natürlicher Form in Lachs, Pilzen und Eigelb vorhanden.
- **Zink** kann zu Beginn der dunklen Jahreszeit über mehrere Wochen prophylaktisch mit 30 Milligramm täglich eingenommen werden. Langfristig wird die Aufnahme anderer Nährstoffe blockiert, wie zum Beispiel Eisen, darum sollte Zink unbedingt wieder abgesetzt werden. Es trägt ebenfalls zur antioxidativen Schutzwirkung bei und stärkt die Immunabwehrzellen. Lebensmittel wie Fleisch, Käse, Milch, Mohn oder Hülsenfrüchte liefern diesen wichtigen Nährstoff.
- **Omega-3-Fettsäuren** wirken nachweislich entzündungshemmend und mindern somit die Infektanfälligkeit. Gute natürliche Quellen sind Walnuss-, Raps- oder Leinöl.
- **Eisen** braucht das Immunsystem, um abwehrende Zellen oder Antikörper zu bilden. Zu den Eisenlieferanten gehören zum Beispiel Spinat, Vollkornprodukte, Kürbiskerne und Fleisch.
- **Selen** hat eine zellschützende, abwehrende Wirkung und steckt in einigen Fischsorten, zum Beispiel Thunfisch, und in Nüssen.

MEIN WOCHENCHECK

Bevor es losgeht, beantworte dir die folgenden Fragen:

Wie viel Zeit verbringe ich täglich mit dem Einkauf und der Zubereitung gesunder Nahrungsmittel?

....

....

Wie viel Obst und Gemüse esse ich am Tag?

....

....

Welche gesunden Nahrungsmittel schmecken mir besonders gut?

....

....

DER WOCHENIMPULS

Achte diese Woche besonders auf eine ausgewogene und gesunde Ernährung. Überlege, ob du täglich genug Nährstoffe zu dir nimmst oder ob du etwas substituieren müsstest. Auch durch das Umsetzen der Wochenimpulse Nummer 8 (Nährstoffcheck, Seite 47) und Nummer 18 (Kraftzellen, Seite 90) wird dein Immunsystem unterstützt. Trinke auch diese Woche mehr Kräutertee: Besonders geeignet sind basische Kräutertees wie Meisterwurz, Zistrose, Wacholder, Lavendel, Ingwer, Thymian oder Hagebutte. Bei Kräutertees empfiehlt es sich, zwei bis drei Tassen täglich als Kur über zwei bis vier Wochen zu trinken.

Mein persönlicher Tipp zur Unterstützung des Immunsystems: Taigawurzel *(Eleutherococcus senticosus*) und Rotwurzel-Salbei *(Salvia militorrhiza*). Beide Wurzeln verwendet man am besten als Dekokt (Abkochung), indem man 5 bis 15 Gramm Rotwurzelsalbei oder Taigawurzel mit circa 500 Milliliter Wasser etwa 20 Minuten lang kocht und warm trinkt. Beide Dekokte kannst du über eine längere Zeit hinweg trinken, insbesondere wenn du dich erschöpft fühlst.

TIPPS FÜR DEN ALLTAG

- Sorge für moderate Bewegung. Schon 20 Minuten am Tag reduzieren deinen Stresspegel und helfen deinem Körper beim Entgiften.
- Wechselbäder kurbeln deinen Stoffwechsel an.
- Sorge für ausreichend frische Luft, auch während der Nacht.
- Nimm Nahrungsergänzungsmittel nie durchgehend zu dir. Eine Kur von maximal vier Wochen kann hilfreich sein. Prüfe, ob es dir dadurch wirklich besser geht.
- Iss frisches und saisonales Obst und Gemüse.
- Nimm viele verschiedene frische Kräuter zu dir.
- Vermeide Zucker und verarbeitete Nahrungsmittel.
- Iss ballaststoffreiche Kost für ein gesundes Mikrobiom deines Darms.
- Trinke mindestens 1,5 Liter Wasser oder ungesüßte Tees am Tag.
- Lache viel, denn Lachen hilft, das Stresshormon Cortisol abzubauen.

MEIN WOCHENFAZIT

Was ist mir diese Woche gut gelungen?

....

....

Was kann ich in die nächste Woche mitnehmen?

....

....

Wofür bin ich diese Woche dankbar?

....

....

AFFIRMATIONEN

Ich bin kraftvoll und gesund

Mein Körper ist ein Wunderwerk.

44. WOCHENIMPULS

SELBSTSICHERHEIT

Ziel der Woche: Ich stoppe meine Selbstzweifel.

WORUM ES IN DIESER WOCHE GEHT

Wir alle kennen Selbstzweifel. Gerade wenn wir uns geschwächt fühlen, zweifeln wir noch mehr an uns, was uns noch weiter schwächt. Destruktive Selbstzweifel stören unser emotionales Gleichgewicht und sind eine Bremse für jegliche Entwicklung. Zu zweifeln kann uns im besten Fall helfen, etwas kritisch abzuwägen, Ereignisse demütig zu betrachten oder unseren Lebensweg zu hinterfragen und eventuell zu korrigieren. Manchmal verschafft uns der Zweifel auch Zeit für wichtige Entscheidungen. Aufbauen tut er uns auf Dauer aber meist nicht.

Schicksalsschläge wie Krankheiten, Kündigungen, Scheitern, Verluste oder Erschöpfung sind Bestandteile des Lebens. Überall begegnen uns Widerstände, mit denen wir hadern. Hier wird es interessant: Schaffen wir es, die Perspektive zu wechseln und Schicksalsschläge und Widerstände als Herausforderungen zu sehen und anzunehmen? Das Leben lädt uns ein, an Herausforderungen zu wachsen und sie nicht als Niederlage zu betrachten. Wenn wir uns unzulänglich fühlen, dann ist es wichtig, den Schmerz oder den Verlust dahinter zu kennen und ihn zu benennen. Im besten Fall sind wir in der Lage, unsere Niederlagen und Schwächen und die dahinterliegenden Gefühle zu erkennen und anzunehmen. So üben wir, freundlich mit uns selbst zu sein. Auf Dauer werden wir über diese fürsorgliche Haltung und den gütigen Umgang mit uns selbst unsere Selbstzweifel durch Neugier ersetzen und unser persönliches Wachstum fördern.

Selbstzweifel sind wie Tauziehen für dein Energiegefüge, eine innere Anspannung, die dich Kraft kostet. Das Leben ist ambivalent, stets mehrdeutig, manchmal widersprüchlich. Lassen wir uns von der Fülle unterschiedlicher Erfahrungen nicht entmutigen. Ganz gleich, was wir tun, es gibt kein absolutes Richtig oder Falsch. Wichtig ist immer, dass wir selbst unsere Entscheidungen akzeptieren und nicht immer wieder darüber nachgrübeln, ob sie richtig oder falsch waren. Oft glauben wir, andere würden nie an sich zweifeln. Sprechen wir aber ehrlich mit Freundinnen und Freunden oder Kolleginnen und Kollegen, ist es beruhigend und erleichternd zu erfahren, dass auch sie mit Zweifeln zu kämpfen haben: Wir sind nicht allein. Du darfst Fehler machen. Du darfst Erlebnisse kritisch hinterfragen. Übe aber, freundlich zu dir zu sein.

WAS STARKE SELBSTZWEIFEL MIT DIR MACHEN

- Sie kosten dich Kraft.
- Sie führen zu innerer Anspannung und zu Verspannungen.
- Sie projizieren deine Enttäuschungen auf dich.
- Sie schwächen dein Selbstvertrauen.
- Sie steigern deine Schuldgefühle.
- Du verringerst die Wertschätzung für dich selbst.

MEIN WOCHENCHECK

Bevor es losgeht, beantworte dir die folgenden Fragen:

Woran zweifle ich gerade besonders stark?

....

....

....

Was empfinde ich, wenn ich an mir zweifle?

....

....

....

Wie fühle ich mich, wenn ich einen Fehler gemacht habe?

....

....

....

Kann ich trotz Zweifel gut zu mir sein?

....

....

....

DER WOCHENIMPULS

Für diesen Wochenimpuls benötigst du eine oder mehrere Packungen Streichhölzer. Wann immer du Selbstzweifel hast, zünde ein Streichholz an. Benenne deine Selbstzweifel und die damit zusammenhängende Selbstkritik und beobachte, wie das Feuer aufflammt und nach kurzer Zeit wieder erlischt. Zurück bleibt ein Stück verkohltes Holz: verbrauchte Energie. Auf diese einfache Weise wirst du feststellen, welche negative Wirkung Selbstzweifel haben. Nutze das Bild der verkohlten Gedanken als Impuls, deine Selbstzweifel und negativen Assoziationen zu durchbrechen.

Nimm das Streichholzritual als einen Moment der Achtsamkeit, um ein heilsames Nein deiner Selbstkritik gegenüber zu entwickeln. Sage dir: Mit diesen Gedanken über mich komme ich nicht weiter. Genügend gedacht, sie führen mich in eine Sackgasse. STOPP! Stattdessen sei freundlich mit dir und sprich dir Mut zu. Bring Empathie für dich auf.

TIPPS FÜR DEN ALLTAG

- Vergleiche dich nicht mit anderen, du bist einzigartig.
- Mache dir bewusst, was du wirklich gut kannst.
- Sprich deinem inneren Kind Mut zu.
- Klopfe dir auf die Schulter, wenn du etwas erledigt hast.
- Würdige die Ergebnisse deiner Arbeit.

- Verzeih dir, wenn etwas nicht gelungen ist.
- Erkenne an, dass Fehler zum Leben dazugehören.
- Lächle deinem Spiegelbild zu und ermutige dich, sooft du kannst.

MEIN WOCHENFAZIT

Was ist mir diese Woche gut gelungen?

....

....

....

Was kann ich in die nächste Woche mitnehmen?

....

....

....

Wofür bin ich diese Woche dankbar?

....

....

....

AFFIRMATIONEN

Ich bin richtig, so wie ich bin.
Ich darf Fehler machen.

MONATSRESÜMEE

Dich zur Perfektion zu verpflichten, ist auch Verpflichtung zur Selbstverurteilung.

Vienna Pharaon

Welche Einsichten habe ich in den letzten vier Wochen gewonnen?

....

....

....

....

....

Ein Thema, das ich in mein Leben einladen möchte:

....

....

....

....

....

Welche waren meine größten Glücksmomente mit mir selbst?

....

....

....

....

....

Meine Notizen:

....

....

....

....

....

....

....

....

....

45. WOCHENIMPULS

FREUDE

Ziel der Woche: Ich lade die Freude in mein Leben ein.

WORUM ES IN DIESER WOCHE GEHT

»Tue dir etwas Gutes, bei dem du Freude verspürst.« Das ist ein Satz, der in der Praxis nicht selten Trauer auslöst. Im Hamsterrad des Funktionierens und mit einem inneren Leistungsdruck, alles richtig machen zu wollen, verlieren wir das Gefühl für das, was sich gut anfühlt. Oft wissen wir nicht, was wir Gutes für uns tun könnten, und natürlich macht uns diese Erkenntnis traurig. Manche von uns haben schon in ihrer Kindheit nicht gelernt, sich Selbstfürsorge zukommen zu lassen. Eigentlich möchten wir uns zu etwas Schönem aufraffen, aber am Ende führt der Weg doch zum Sofa oder wir landen wieder bei Tätigkeiten, die uns nicht erfüllen. Wir entscheiden uns für den altbekannten Weg, anstatt uns Alltagsoasen zu schaffen. Das ist mehr als schade, denn in der Freude erleben wir den Augenblick als vollkommen.

Ich darf und sollte das Leben genießen, selbst oder gerade wenn Krisen mich umgeben und ich mit schweren und ernsten Lebensthemen beschäftigt bin. Freude erleben, Freude denken, Freude fühlen ist eine Grundvoraussetzung dafür, dass unsere Energie in Bewegung kommt. Uns wieder in unser Leben zu verlieben, auch alltägliche Situationen schön zu gestalten, gelingt uns viel besser mit einer Haltung der Freude. Und wir können diese Haltung erlernen, indem wir uns so behandeln, wie wir eine gute Freundin oder einen guten Freund behandeln würden. Freundlich mit uns zu sein bedeutet, dass wir uns respektieren, unsere Würde achten und uns gegenüber nachsichtig sind. Wenn wir in den Spiegel schauen, dann lächeln wir uns zu, anstatt den kritischen Blick auf unsere Unzulänglichkeiten zu richten. Jedes Lächeln lindert Stress und schüttet Wohlfühl-Neurotransmitter wie Dopamin, Endorphin und Serotonin im Gehirn aus. Wann immer wir lächeln, schlägt unser Herz ruhiger und unser Blutdruck sinkt.

MEIN WOCHENCHECK

Bevor es losgeht, beantworte dir die folgenden Fragen:

Wie und wo kann ich freundlicher mit mir sein?

....

....

....

Freude und Humor sind Geschwister. Was bringt mich zum Lachen?

....

....

....

Was ist mein Lieblingswitz? Wenn mir keiner einfällt, lasse ich mir einen Witz erzählen.

....

....

....

Ich erinnere mich an einen freudigen Moment. Was hat diesen Moment ausgemacht?

....

....

....

DER WOCHENIMPULS

Dieser Wochenimpuls klingt zwar einfach, ist aber herausfordernd. Frage dich diese Woche jeden Tag beim Aufwachen: Was würde diesen Tag für mich wundervoll machen, worüber würde ich mich freuen? Schreibe deine Antworten in Stichworten auf und sei realistisch. Ein Lottogewinn kann deinen Tag natürlich wundervoll machen und dir Freude bereiten, aber bei diesem Wochenimpuls geht es darum, deine Grenzen und Wünsche einzuschätzen. Kleine Ziele, die ohne viel Aufwand umsetzbar sind, vermitteln dir nicht nur Freude, sondern auch ein Erfolgsgefühl. Mit dieser Übung beginnt dein Tag mit positiven Gedanken, die du über den Tag weiterträgst und dir kleine Freuden ermöglichen. Genieße die schönen Momente, die du dir selbst geschaffen hast!

TIPPS FÜR DEN ALLTAG

- Dusche morgens zum Abschluss kalt und singe dein Lieblingslied dazu, das weckt deine Lebensgeister.
- Pflege deine Haut, indem du dich zum Beispiel nach dem Duschen mit einer wohlriechenden Lotion oder einem Öl einreibst.
- Zünde dir bewusst eine Kerze an – diese kleine Flamme brennt heute nur für dich.
- Kaufe oder pflücke dir Blumen und verschönere dein Zuhause damit.
- Nimm dir Zeit und widme dich deinem Hobby.
- Plane Zeit in deinem Kalender für Wohlfühloasen ein.
- Lächle anderen Menschen und dir selbst so oft wie möglich am Tag zu.
- Sprich gute Wünsche für dich aus.
- Koche dir dein Lieblingsgericht und genieße es beim Essen ganz bewusst.
- Trage helle oder farbige Kleidung.
- Hier eine kleine Liste mit Inspirationen: spazieren gehen, dem Gesang der Vögel in der Morgendämmerung lauschen, ein Bad nehmen, auf einer Parkbank sitzen, dich bekochen lassen, küssen, lesen, malen, backen, stricken und Musik hören.
- Manchmal brauchen wir ein wenig Unterstützung: Bitte deine Freunde oder deine Familie, dich daran zu erinnern, dass du dir selbst Gutes tun willst. Vielleicht habt ihr auch Lust, gemeinsam zu üben, euch Freude zu bereiten. Macht Dinge zusammen, die ihr mögt.

MEIN WOCHENFAZIT

Was ist mir diese Woche gut gelungen?

....

....

....

Was kann ich in die nächste Woche mitnehmen?

....

....

....

Wofür bin ich diese Woche dankbar?

....

....

....

AFFIRMATIONEN

Freude fließt durch mich hindurch.
Freude schenkt mir Leichtigkeit.

46. WOCHENIMPULS

LOSLASSEN

Ziel der Woche: Ich bin weniger akribisch.

WORUM ES IN DIESER WOCHE GEHT

Es fällt uns schwer, etwas zu beenden oder fertigzustellen, wenn wir alles perfekt machen wollen. Ordnung und Struktur haben zwar ihre Berechtigung, wenn wir aber stets bemüht sind, es anderen recht zu machen, kommen wir unweigerlich zu kurz. Neigen wir dazu, uns in vielen Kleinigkeiten zu verzetteln, ohne deren tatsächlichen Nutzen richtig einzuschätzen, sabotieren wir uns selbst. Geraten wir unter enormen Druck, wenn etwas unseren Ansprüchen nicht genügt, kann unser Verhalten zwanghaft werden. Bemessen wir unsere beruflichen oder privaten Ziele nur nach den höchsten Maßstäben, kann es sein, dass wir uns oft niedergeschlagen oder sogar wertlos fühlen.

Wenn wir uns, auf welche Art auch immer, ständig antreiben, sollten wir lernen, inmitten unserer Aktivitäten kurz innezuhalten. Wir scheitern nämlich nicht sofort, wenn wir mal alle fünfe gerade sein lassen. Vielmehr erkennen wir deutlicher, was notwendig ist und was nicht. Beim Innehalten erinnern wir uns daran, dass es unmöglich ist, pausenlos perfekte Arbeit abzuliefern. Darüber hinaus wollen wir vermutlich noch eine harmonische Partnerschaft leben, die liebsten und schlausten Kinder erziehen und natürlich fit, gestylt und fröhlich daherkommen! Wir sollten ausatmen und uns eingestehen: Das schafft niemand.

Wir könnten stattdessen über uns selbst lächeln und die inneren Stimmen der Angst, Kritik oder Ablehnung möglichst weit zur Seite schieben. Mach das, was Sinn macht, mach es gut, aber mach mehr von dem, was dir Spaß macht. Lass das Unnötige weg, denn es kostet dich Zeit und macht dich ineffektiv. Stelle sicher, dass du dich selbst noch spüren kannst. Das kann auch bedeuten, die Kontrolle aufzugeben, anstatt alles selbst machen zu müssen. Nimm Hilfe an oder delegiere, wie du es im Impuls Nummer 19 (Hilfe, Seite 94) gelernt hast. Lasse den inneren Zwang los, der sagt: »Es wird nur perfekt, wenn ich es selbst erledige, und niemand kann das außer mir.« Werde langsamer, mache Pausen und reflektiere über das, was du erreichen möchtest und was zählt. Achte mehr auf deine verfügbare Energie als auf deine Zeit! Es geht mehr um dein Energiemanagement als um dein Zeitmanagement.

MEIN WOCHENCHECK

Bevor es losgeht, beantworte dir die folgenden Fragen:

In welchen Bereichen meines Lebens neige ich zu Perfektionismus?

....

....

....

In welchen Bereichen meines Lebens kann ich ein Auge zudrücken?

....

....

....

Warum verspüre ich den Druck, immer alles richtig machen zu müssen?

....

....

....

Mag ich mich, wenn ich rastlos bin?

....

....

....

DER WOCHENIMPULS

In dieser Woche sollst du davon profitieren, dass du eine Tätigkeit im Haushalt, die du ganz selbstverständlich erledigst, bewusst auf den nächsten Tag verschiebst. Frage dich ehrlich: Muss ich diese Wäsche heute noch waschen? Kann ich am Wochenende ausschlafen, anstatt den großen Hausputz zu machen? Muss das Auto wirklich in die Waschanlage? Rede dir nicht ein, keine Zeit für Pausen zu haben. Nimm dir die Zeit. Wir brauchen diese Auszeiten, um zu üben, Abstand von unseren Verpflichtungen zu bekommen. Was kannst du in dieser Zeit tun? Du kannst dich hinsetzten und in aller Ruhe einen Tee trinken. Setze dich einen Moment in die Sonne. Lies ein schönes Gedicht. Höre den Vögeln beim Zwitschern zu. Nimm alles bewusst wahr. Verpasse diesen kostbaren Moment in deinem Leben nicht: einfach nur du zu sein!

TIPPS FÜR DEN ALLTAG

- Vertraue dir und deinen Entscheidungen. Zu viel zweifeln schwächt dich.
- Wenn du anfängst, dich mit anderen zu vergleichen, kannst du nur verlieren.
- Du darfst Fehler machen und Schwächen haben.
- Feiere deine Taten und Erfolge.
- Denke daran: Niemand ist perfekt.
- Du musst dir und anderen nicht ständig etwas beweisen.
- Mache bewusst kleine Fehler und schule dich so, nicht immer perfekt sein zu müssen.
- Übe, Aufgaben zu delegieren oder sein zu lassen.
- Mach dir bewusst, dass die Welt auch ohne dich funktioniert.
- Übe dich darin, Dinge unfertig liegen zu lassen.
- Setze dir Ziele, die du mit 80 Prozent deiner Energie realistisch erreichen kannst.
- Sei großzügig mit dir selbst.
- Keiner kann alles allein schaffen. Bitte um Hilfe.

- Wenn die ersten Anzeichen von Müdigkeit kommen, mach eine Pause.

MEIN WOCHENFAZIT

Was ist mir diese Woche gut gelungen?

....

....

....

Was kann ich in die nächste Woche mitnehmen?

....

....

....

Wofür bin ich diese Woche dankbar?

....

....

....

AFFIRMATIONEN

Ich bin gut so, wie ich bin.
Alles ist gut angelegt
in meiner Welt.

LEERE

Ziel der Woche: Ich strukturiere meine Gedanken.

WORUM ES IN DIESER WOCHE GEHT

Manchmal stecken wir fest, weil uns alles zu viel wird. Wir verzweifeln, weil wir vor lauter Dingen, die wir zu erledigen haben, nicht mehr wissen, wo wir anfangen sollen. Nicht selten verlieren wir das Gefühl dafür, was wichtig ist und was nicht. Was in einem solchen Fall helfen kann, ist eine Brain-Dumping-Liste. *Brain Dumping* heißt übersetzt so viel wie »das Gehirn entleeren« oder »das Gehirn auskippen« – und genau darum geht es in dieser Woche: Unser Gehirn soll sich einmal vollständig entleeren, damit es sich danach wieder neu sortieren kann. Alle Gedanken, Sorgen, offenen Fragen und Vorhaben in unserem Kopf »dumpen« wir auf ein Stück Papier oder in ein anderes Medium. Wir schreiben alles auf, damit wir die Themen nach außen transportieren und nicht mehr mit uns herumtragen. Dadurch entrümpeln wir unseren Geist, bewältigen Stress und unser Energielevel kann wieder steigen. Besonders hilfreich ist diese Wochenübung, wenn wir zu Grübeleien neigen.

DER WOCHENIMPULS

Brain Dumps werden normalerweise morgens oder abends – direkt vor dem Schlafengehen oder gleich nach dem Aufwachen – durchgeführt. Was du dazu brauchst: ein DIN-A4-Blatt, bunte Stifte und ein paar Minuten Zeit. Für deine erste Brain-Dumping-Liste kannst du auch die Vorlage auf Seite 215 verwenden.

BRAIN DUMPING AM MORGEN

1. Falte dein Blatt Papier so, dass es in vier gleich große Felder zum Eintragen unterteilt ist.
2. Ordne den Feldern je eine Kategorie zu: oben rechts Berufliches (»Rechnungen schreiben«, »Mails beantworten«), links oben Privates (»Geburtstagsgeschenk besorgen«, »Wäsche machen«). Unten links ist Platz für Emotionen (»Bist du ärgerlich oder worüber machst du dir gerade Sorgen?«). Das vierte Feld ist für Positives reserviert (ein schöner Einfall, eine ermutigende Affirmation, Urlaubsideen).
3. Nun schreibe alles in die jeweiligen Felder, was du noch erledigen musst und was dich mental belastet. Welche Gedanken schwirren dir im Kopf herum? Schreibe spontan und aus dem Bauch heraus, unabhängig davon, wie bedeutend oder unbedeutend dir der eine oder andere Punkt erscheinen mag. Bilder sagen dir mehr als Worte? Dann male Symbole auf. Deiner Kreativität sind keine Grenzen gesetzt.
4. Dann gönne dir eine kurze Pause von zehn Minuten, ohne auf deine Liste zu gucken.
5. Nach der Pause, die dir einen gewissen Abstand zu deiner Brain-Dumping-Liste verschafft, frage dich, wie wichtig die Emotionen und Aufgaben wirklich sind, die du gerade aufgeschrieben hast, und was davon du tatsächlich erledigen musst. Welche Termine, Aufgaben oder Sorgen sind es wert, weiter beachtet und/oder erledigt zu werden? Welche Dinge kannst du an andere delegieren? Markiere diese Punkte in deiner Liste mit verschiedenen Farben.

Merke dir: Es kommt überhaupt nicht darauf an, in welcher Reihenfolge die Dinge aufgeschrieben werden. Es geht vor allem darum, sie vom Kopf aufs Papier zu bringen.

All diese unerledigten Aufgaben und umherschwirrenden Gedanken buchstäblich vor Augen zu haben, wird dir helfen, Struktur in deine Themen zu bringen und Ballast loszuwerden. Du kannst mithilfe deines Brain Dumpings neu priorisieren oder Aufgaben und Ziele verwerfen, die im Moment deine Energie blockieren. Ganz wichtig: Streiche im Laufe des Tages alles weg, was du erledigt hast. Gönne dir einen Moment der Freude darüber, was du geschafft hast.

VORLAGE FÜR DIE BRAIN-DUMPING-LISTE

Beruf	Privat	Emotionen	Positives

Falls du dich fragst, ob man jeden Morgen eine neue Liste anfertigen muss: Die Liste kann immer weiter gefüllt und bearbeitet werden. Aus Gründen der Übersichtlichkeit kann es allerdings sinnvoll werden, eine neue Liste anzufangen, wenn die alte übervoll ist. Für diesen Wochenimpuls empfehle ich dir, dranzubleiben und zunächst jeden Morgen eine Liste zu erstellen, damit du ein Gefühl dafür bekommst.

TIPP FÜR DEN ALLTAG

Brain Dumping für den Körper

Stelle dich breitbeinig hin und schüttele deinen Körper aus. Wenn du dabei noch denken kannst, dann schüttle schneller, bis du alles von dir abschüttelst, was du nicht mehr brauchst. Wenn du dich nicht schütteln magst, dann hüpfe oder klopfe dich aus und stelle dir vor, du klopfst einen Teppich und befreist ihn damit von Staub und zusätzlichem Ballast.

DEIN WOCHENFAZIT

Was ist mir diese Woche gut gelungen?

....

....

....

Was kann ich in die nächste Woche mitnehmen?

....

....

....

Wofür bin ich diese Woche dankbar?

....

....

....

AFFIRMATIONEN

Schritt für Schritt gehe ich
die Dinge an.
Struktur bereichert mich.

48. WOCHENIMPULS

ZEITQUALITÄT

Ziel der Woche: Ich bleibe in der Gegenwart.

WORUM ES IN DIESER WOCHE GEHT

Ganz gleich, auf welche Weisheitslehren wir blicken, sie alle vereint das Ziel, die Gegenwart zu erfahren und dort zu verweilen. Wir können auf die indigenen Stämme Nordamerikas schauen oder die Lehren von Buddha, Laotse und den großen Meistern unserer Zeit wie Thích Nhất Hạnh studieren. Sie alle lehren einen heilsamen Umgang mit Gefühlen, Gedanken oder Sorgen durch das Kultivieren der Praxis der Gegenwart. Wir fühlen unsere Lebendigkeit, sind in der vollen Präsenz unseres Seins. In der Gegenwart hört der Vergleich auf und der Geist findet in die Stille. Keine Sorgen um die Zukunft, kein negatives Echo aus der Vergangenheit lenken uns ab. Unser Verstand will uns jedoch ständig aus der Gegenwart herauslösen und antreiben. Er agiert wie ein Widersacher, der uns versucht zu manipulieren, indem er Ereignisse bewertet, sie in gut oder schlecht einteilt. Unser »Denker« ist kein neutraler Beobachter. Er ist im Dauermonolog mit sich selbst und meist schneiden wir oder unser Umfeld schlecht ab bei dem, was er uns mitzuteilen hat.

Im Jetzt zu bleiben, bedeutet nicht, dass wir nicht über die Vergangenheit nachdenken, nicht tagträumen oder uns keine Gedanken über die Zukunft machen dürfen. Im Jetzt zu bleiben bedeutet schlicht, dass wir die Spannweite unseres Bewusstseins vergrößern, in dem wir uns vergegenwärtigen: Jetzt beschäftige ich mich mit der Vergangenheit. Jetzt nehme ich Sorgen wahr. Jetzt fühle ich meine Emotion. Jetzt spüre ich Anspannung im Körper. Das »Jetzt« hilft uns, uns im jeweiligen Augenblick zu halten. Wir lernen, präsent zu sein mit allem, was ist. Wenn wir verstrickt sind in unsere Themen und Probleme und aufgeregt und rastlos durch unser Leben gehen, dann hilft uns ein Realitätscheck: Wo stehe ich gerade? Was sehe ich in diesem Moment? Was höre ich außer meiner inneren Stimme? An welchen Stellen nehme ich meinen Körper wahr? Das »Jetzt« hilft uns dabei, Antworten auf diese Fragen zu finden. Es hilft uns, uns zu vergegenwärtigen, wo wir sind, was wir tun und was um uns herum geschieht. Wenn wir uns auf das Jetzt konzentrieren, verfangen wir uns nicht mehr gedanklich in unseren Sorgen, sondern können diese bewusst zulassen und wieder loslassen. Unsere Gedanken steuern dann nicht mehr uns, sondern wir steuern unsere Gedanken. Wir werden nicht mehr von unseren Emotionen, die durch sorgenvolle Gedanken ausgelöst werden, überrannt. Der Stress und die damit zusammenhängende Körperanspannung werden weniger.

Sich immer wieder auf das Jetzt zu konzentrieren, bedarf jedoch der Übung. Wenn wir uns darin schulen, erlangen wir die Energie zurück, die uns beim Sorgen um die Vergangenheit oder Zukunft verloren gegangen ist. Die Gegenwart ist ein Achtsamkeitslehrer, der uns hilft, mehr in unsere Körperwahrnehmung zu kommen. Indem wir Kontakt zu unserem Körper haben, können wir fühlen, was gerade jetzt für uns wichtig ist. Was brauchen wir, was sollten wir besser sein lassen? Indem wir uns besser kennenlernen, lernen wir das Leben im Moment mehr zu genießen.

DER WOCHENCHECK

Bevor es losgeht, beantworte dir die folgenden Fragen:

Wann nehme ich meine Umgebung bewusst wahr?

....

....

....

Was brauche ich, um in meinem Leben mehr im Moment ankommen zu können?

....

....

....

An welchen Stellen und wie nehme ich mich in diesem Moment körperlich wahr?

....

....

....

DER WOCHENIMPULS

Dieser Impuls dient dem Achtsamkeitstraining. Verbinde dich heute und die gesamte Woche bewusst und immer wieder mit dem Hier und Jetzt. Überlege dir eine Handlung, die du häufig am Tag machst, beispielsweise wie du dich hinsetzt oder aufstehst, eine Tür öffnest und schließt oder sie auf- und zusperrst. Üblicherweise nimmst du diese alltäglichen Handlungen gar nicht mehr bewusst wahr – sie laufen automatisch ab. Die Übung besteht darin, die ausgewählte Handlung achtsam auszuführen. Du kannst dir auch dabei in Gedanken sagen: Ich setze mich jetzt hin. Oder: Ich öffne jetzt diese Tür. Die Übung muss nicht lang dauern, nimm nur kurz wahr, was du tust, und komme durch die Aufmerksamkeit im Jetzt an, beobachte dich mit aller Achtsamkeit. Fragen, die du dir währenddessen stellen kannst, sind: Wie setze ich mich hin? Wie öffne ich die Tür? Was nehme ich in meinem Körper gerade wahr? Welche Gefühle spüre ich? Während der Ausführung deiner gewählten Handlung kannst du auch nur ein paarmal tief ein- und ausatmen. Diese kurze Übung hilft dir, dich mit der Gegenwart zu verbinden.

TIPPS FÜR DEN ALLTAG

- Nimm aktiv und bewusst deine Umgebung wahr – egal, wo du gerade bist.
- Nutze deine Sinne: Was kannst du sehen, hören, riechen, spüren?
- Frage dich, was dir jetzt guttun würde.
- Gedanken kommen und gehen, Gefühle entstehen und vergehen, alles wandelt sich. Mache dir das immer wieder bewusst.

- Niemand kann komplett und immer im Hier und Jetzt sein. Es geht um Momente und Augenblicke am Tag. Diese Momente bewusst zu genießen, das ist der Weg der Achtsamkeit, der dir Energie schenkt.

MEIN WOCHENFAZIT

Was ist mir diese Woche gut gelungen?

....

....

....

Was kann ich in die nächste Woche mitnehmen?

....

....

....

Wofür bin ich diese Woche dankbar?

....

....

....

AFFIRMATIONEN

Im Hier und Jetzt
bin ich lebendig.
Der jetzige Moment
ist wichtig für mich.

MONATSRESÜMEE

Was ist mein Leben, wenn nicht dieser Atemzug?

Balthasar Ewald

Welche Einsichten habe ich in den letzten vier Wochen gewonnen?

....

....

....

....

....

Ein Thema, das ich in mein Leben einladen möchte:

....

....

....

....

....

Welche waren meine größten Glücksmomente mit mir selbst?

....

....

....

....

....

Meine Notizen:

....

....

....

....

....

....

....

....

....

....

49. WOCHENIMPULS

ANERKENNUNG

Ziel der Woche: Ich bin stolz auf mich.

WORUM ES IN DIESER WOCHE GEHT

Am Ende eines steinigen Weges mit unendlichen Mühen, durchsetzt mit Versagensängsten, stehen der Erfolg, die Freude und der Stolz über das Erreichte. Dabei ist es ganz gleich, ob es der erfolgreiche Berufsabschluss ist, ein fertiggestelltes Buch, das wir frisch aus der Druckerei in der Hand halten, oder das ambitionierte Projekt, mit dem wir uns seit Langem abmühen. Sobald die Vollendung gelungen ist, kommt mit ihr der Spaß am Erfolg und die Freude über die Anerkennung. Sie erreicht uns durch Kollegen, Freunde und in so manchem Fall von uns nicht bekannten Menschen, die sich über das von uns Geleistete freuen.

Sich das zu vergegenwärtigen, ist gerade dann wichtig, wenn es mal hakt und knirscht. Wenn sich Selbstzweifel melden, führen diese nicht selten zum Impuls, alles hinzuwerfen. Spätestens dann ist es an der Zeit, sich zu erinnern, dass am Ende dieser langen Strecke Erfolg und Anerkennung auf uns warten. Anerkennung ist notwendig! Wenn unsere Erfolge unbeachtet bleiben, verlieren wir die Motivation. Anerkennung vermittelt uns das Gefühl, gesehen und geschätzt zu werden. Das Besondere an diesen Erfolgsmomenten ist, dass sie nie spurlos an uns vorüberziehen. Sie sind wichtige Meilensteine in unserem Leben, wir können uns noch lange an die Hochstimmung erinnern und uns an ihnen erfreuen. In jedem Leben gibt es Erfolge: den Abschluss, eine Einstellung, eine Beförderung, die Geburt eines Kindes, überstandene Krankheiten, jeder Tag, den du als alleinerziehende Mutter meisterst, jeder Moment, in dem wir uns voller Mut etwas getraut und zugetraut haben. Es ist die Summe dieser kleinen und großen Erfolge, die das Leben bereichern.

MEIN WOCHENCHECK

Bevor es losgeht, beantworte dir die folgenden Fragen:

Was sind meine drei schönsten oder größten Erfolge?

....

....

....

Wie kann ich mich selbst anerkennen und loben?

....

....

....

Was macht mir so richtig Spaß am Erfolg?

....

....

....

DER WOCHENIMPULS

Vielleicht kennst du es, dass niemand deine alltäglichen Abläufe richtig einschätzen oder wertschätzen kann. Sei es, dass du oft nachts Projekte fertig bearbeitest oder zwischen täglichen Wäschebergen und Staubsaugen wichtige Telefonate erledigst oder du auf dem Weg in die Kita E-Mails verschickst. Tief im Inneren wissen wir genau, was wir leisten, wofür wir unseren Weg gehen und welche Disziplin und Kraft es uns kostet. Für genau dieses Gefühl solltest du dir diese Woche Zeit nehmen. Letztlich kannst nur du wissen, wie viele kleine und große Erfolge du von Woche zu Woche erlebst. Erstelle dir diese Woche eine Anerkennungsliste mit 20 Erfolgen, die du in dieser Woche errungen hast. Wenn du jetzt denkst: »Die bekomme ich doch nie zusammen«, dann fange erst recht mit dieser Liste an! Vergiss dabei nicht die sogenannten Selbstverständlichkeiten, denn auch sie gehören zu den Erfolgen. Diese Übung soll dir Spaß machen, gehe also diese Woche mit einem Lächeln daran und klopfe dir freudig auf die Schulter. Mithilfe des Wochenimpulses Nummer 17 (Vergangenheit, Seite 86) kannst du diese Liste um deine Erfolge aus der Vergangenheit erweitern.

So kann deine Liste anfangen:

1. Ich habe heute ein wichtiges Telefonat geführt.
2. Ich habe heute ein leckeres Mittagsessen gekocht.
3. Ich habe mein Projekt abgeschlossen.
4. …

TIPPS FÜR DEN ALLTAG

- Nimm Anerkennung dankbar an, aber mach dich nicht davon abhängig.
- Lobe dich und andere Menschen. So verteilst du Freude in der Welt.
- Mache dir deine Fähigkeiten und Stärken bewusst.
- Nutze deine Ressourcen.
- Wir sollten nicht nur anderen Menschen, sondern auch uns selbst Komplimente machen.
- Stabilisiere dein Selbstwertgefühl, denn du bist wertvoll.
- Ermutige dich, auf dich zu hören und zu dir zu stehen, denn das ermöglicht dir die Chance neue positive Erfahrungen zu sammeln.
- Mache dir bewusst, was dir Positives widerfährt.
- Wertschätzung sollte immer individuell sein. Du solltest dich gemeint fühlen.
- Achte auf deine Sprache und benutze anerkennende Worte.
- Nimm wahr, wo du ein Bedürfnis nach Anerkennung hast. Sei dir dessen bewusst und nimm es ernst.
- Echte Dankbarkeit vermittelt Respekt und Anerkennung für den Aufwand, den ein anderer auf sich genommen hat oder den du auf dich genommen hast.
- Nichts ist selbstverständlich.

MEIN WOCHENFAZIT

Was ist mir diese Woche gut gelungen?

....

....

....

Was kann ich in die nächste Woche mitnehmen?

....

....

....

Wofür bin ich diese Woche dankbar?

....

....

....

AFFIRMATIONEN

Mein Leben ist eine Fülle
an Erfolgen.
Ich bin erfolgreich in allem,
was ich tue.

50. WOCHENIMPULS

FREUNDE

Ziel der Woche: Ich pflege meine Freundschaften.

WORUM ES IN DIESER WOCHE GEHT

Vereinzelung – dieses Wort benutzte eine Freundin von mir häufig in letzter Zeit. Sie meinte damit, dass wir zu viel mit uns ausmachen und bei vielen alltäglichen Dingen allein sind, selbst wenn wir in einer Partnerschaft leben. Das Gefühl von Einsamkeit beschleicht viele von uns, unabhängig von der An- oder Abwesenheit anderer. Sich allein zu fühlen verstärkt melancholische Stimmungen und erdrückt nicht nur unser (emotionales) Herz, sondern hinterlässt Spuren am Körper – Einsamkeit ist ein Krankheitsrisiko. Eine Auswertung von 148 Studien zur Einsamkeit hat gezeigt, dass sie genauso gesundheitsgefährdend ist wie das Rauchen von 15 Zigaretten am Tag. Einsamkeit ist schädlicher, als keinen Sport zu treiben, und sogar doppelt so schädlich wie Übergewicht.

Wir Menschen brauchen einander als Gegenüber, zum Wachsen und als Spiegel unserer Entwicklung. Durch Kontakt, Berührung und Anteilnahme heilen nicht nur unsere äußeren Wunden besser, sondern auch unsere inneren. Freundschaftliche Beziehungen sind meist unsere stabilsten Beziehungen in den verschiedenen Lebensphasen. Gute Freunde bereichern nicht nur das Leben, sie verlängern es auch und wirken wie ein Gesundheitselixier. In glücklichen Zeiten mag es noch einfach sein, allein durchs Leben zu gehen, aber wir alle durchleben Krisen. Dann ist die Unterstützung durch andere Menschen durch nichts zu ersetzen. Darum sollten wir unsere Freundschaften pflegen. Doch wie schnell verliert man sich im Alltagsstress aus den Augen: Verbringen wir in der Jugend noch viel Zeit mit unseren Freundinnen und Freunden, verschieben sich durch Job und Familie nach und nach die Prioritäten. Wir müssen uns immer wieder einen Ruck geben und den Kontakt zu unseren Bekannten- und Freundeskreisen aufrechterhalten. Alles, was wir gemeinsam erleben, fördert unsere Verbindung und wir können in schlechten Zeiten davon zehren.

MEIN WOCHENCHECK

Bevor es losgeht, beantworte dir die folgenden Fragen:

Kann ich mich meinen Freundinnen und Freunden anvertrauen?

....

....

....

Was ist mir wichtig in Beziehungen?

....

....

....

Worauf sollte ich achten, um bestimmte Beziehungen zu verbessern?

....

....

....

Wann hatte ich meinen letzten ausgiebigen Freundinnen- oder Freundetag?

....

....

....

DER WOCHENIMPULS

Verabrede dich diese Woche mit einem lieben Menschen. Schön wäre es, wenn du diese Person auch wirklich live siehst – »analog« ist das neue Zauberwort. Überlege dir, worauf du wirklich richtig Lust hast, frage dich, welche die richtige Situation, der beste Ort für die Begegnung ist, damit ihr echte Qualitätszeit miteinander habt. Gemeinsam wandern, Fahrrad fahren, kochen oder essen gehen eignet sich für einen intensiven Kontakt besser als ein Kinobesuch. Ich verabrede mich zum Bespiel gern mit einer meiner Freundinnen dazu, uns gegenseitig zu massieren, Tarotkarten zu legen oder zu tanzen. Gemeinsame Rituale verbinden und festigen eine Freundschaft. Nach einem schönen Tag mit einer guten Freundin oder einem guten Freund hast du wieder mehr Energie für deine Arbeit. Lässt dein Kalender keinen Livetermin zu, kannst du dich auch zu einem längeren Telefonat verabreden. Im Zeitalter des Smartphones kommen auch intensive Telefongespräche häufig zu kurz.

TIPPS FÜR DEN ALLTAG

- Sei experimentierfreudig: Suche in der Bahn oder im Bus ein kurzes Gespräch mit einem Unbekannten. Die meisten Menschen reagieren eher positiv auf Kontakt.
- Sei verlässlich in freundschaftlichen Beziehungen.
- Geben und Nehmen sollte auch bei Freundschaften ausgeglichen sein.
- Verschenke kleine Aufmerksamkeiten und Freuden.
- Offenheit und Lächeln machen es anderen einfacher, auf dich zuzugehen.
- Sei mit deinen Freunden aufrichtig, sag ehrlich, wie es um dich steht.
- Authentizität ist wichtig. Schließlich willst du so gemocht werden, wie du bist.
- Sei empathisch und lass dein Gegenüber ausreden.
- Frage deine Freunde nach ihrem Befinden.
- Sei aufmerksam im Kontakt.
- Akzeptiere deine Mitmenschen so, wie sie sind.
- Toleriere Kritik und bewahre eine liebevolle und wertschätzende Art, wenn du selbst Kritik übst.
- Sei dankbar und wertschätzend deinen Freundinnen und Freunden gegenüber.

MEIN WOCHENFAZIT

Was ist mir diese Woche gut gelungen?

....

....

....

Was kann ich in die nächste Woche mitnehmen?

....

....

....

Wofür bin ich diese Woche dankbar?

....

....

....

AFFIRMATIONEN

Ich bin liebevoll
mit meinen Freundinnen
und Freunden verbunden.
Ich bin umgeben von Liebe.

51. WOCHENIMPULS

HOFFNUNG

Ziel der Woche: Ich stärke meine Hoffnung.

WORUM ES IN DIESER WOCHE GEHT

Einer meiner persönlichen Leitsätze lautet: Sei hoffnungsvoll bis zum letzten Atemzug. Ohne Hoffnung verliert das Leben an Bedeutung. Hoffnung ist unser Motor für heilsame Gefühle wie Erleichterung, Hochstimmung, Freiheit, Zugehörigkeit und Mitgefühl. Sorgenvoll die Ereignisse der Welt zu betrachten, schürt Angst und lähmt unsere Energie, wir verlieren auf Dauer unsere Handlungsfähigkeit. Diese Unsicherheit trifft uns als stiller Wegbegleiter auch auf persönlicher Ebene, wie in unseren Beziehungen oder unserem Berufsleben. Wenn wir unseren Blick nur auf die Wunden der Welt oder die Makel unseres Lebens richten, verlieren wir das Gefühl für die Gegenwart. Ganz gleichgültig, wie unsere Prognosen für die Zukunft aussehen mögen, wir können nicht wissen, was geschehen wird. Was uns auch vermittelt wurde oder wird, wir haben jeden Tag aufs Neue die Möglichkeit, zuversichtlich zu sein.

Es gibt jedoch zwei Arten der Hoffnung: Passive Hoffnung versetzt uns in eine wartende Position, wenn wir uns wünschen, es möge sich etwas positiv verändern. Mit aktiver Hoffnung hingegen werden wir tätig. Wir setzen unsere Energie und Achtsamkeit dafür ein, dass sich die Dinge für uns oder die Welt zum Guten wenden. Indem wir zum Beispiel im Alltag auf mehr Nachhaltigkeit achten, werden wir aktiv – und das fühlt sich gut an. Oder wenn wir uns mehr Liebe in unserem Leben wünschen, verhalten wir uns so, als ob wir bereits geliebt werden, und verströmen diese Liebe. Aktive Hoffnung bedeutet, wir sind davon überzeugt, dass alles gut ist, nicht dass alles gut wird. Diese Hoffnung richtet sich an eine Zukunft, in der wir Menschen gern leben und die wir selbst gestalten.

Pflegen wir eine aktive Einstellung, in der wir auf einen guten Ausweg hoffen, dann ist Unsicherheit nicht unser Feind. Unsicherheit hilft uns vielmehr, an unser kreatives Potenzial anzuknüpfen, denn es ist das Wesen der Hoffnung, dass sie uns motiviert und Kraft gibt. Unser Bewusstsein ist ein Feld unendlicher Möglichkeiten, eine Quelle unbegrenzter Kreativität. Wenn Hoffnung von diesem Ort unendlicher Energie und Intelligenz ausgeht, dann ist sie mächtig und real und hat die Kraft, Berge zu versetzen.

MEIN WOCHENCHECK

Bevor es losgeht, beantworte dir die folgenden Fragen:

Welche Rückschläge haben mich stark gemacht?

....

....

....

Wann verliere ich meine Hoffnung?

....

....

....

Wie gehe ich mit schlechten Nachrichten um?

....

....

....

Was gibt mir Hoffnung?

....

....

....

DER WOCHENIMPULS

Wenn du handelst, entsteht Hoffnung. Handeln ist der Weg zur Heilung. Jeder noch so kleine Schritt in die optimistische Richtung der Hoffnung gibt dir Kraft. Hoffnung unterstützt dich, wenn du ihr eine definierte Richtung gibst. Suche dir diese Woche etwas aus, das Hoffnung in der Welt verbreitet. Deiner Kreativität sind keine Grenzen gesetzt: Pflanze einen Baum, hilf der alten Nachbarin, unterstütze Aktivisten, dusche weniger, fahre Fahrrad, verzichte auf Palmölprodukte, iss diese Woche bewusst kein Fleisch, mache Menschen, Pflanzen und Tieren Komplimente. Vielleicht möchtest du in eine Umweltorganisation eintreten, eine ehrenamtliche Tätigkeit ausüben oder für dich selbst eine neue Vision in die Welt bringen.

Das Wundervolle ist, dass alles, was du tust, deinen Optimismus stärkt. Solange du Hoffnung hast, dass sich etwas zum Besseren wenden kann, kannst du Frustration, Krisen und Probleme leichter ertragen.

TIPPS FÜR DEN ALLTAG

- Suche die Natur auf, schaue dich um, wie kreativ die Pflanzen sich immer wieder neue Wege suchen.
- Frage Menschen, die in Krisensituationen sind, wie sie diese meistern.
- Erde dich, das heißt, gehe lange an der frischen Luft spazieren.
- Informiere dich über Projekte und Erfindungen der Hoffnung. Für welche Projekte wurde beispielsweise der alternative Nobelpreis vergeben?
- Höre oder schaue nicht zu viele Nachrichten.
- Hilf anderen Menschen, Tieren oder Pflanzen.
- Sprich über deine Hoffnungen, teile dich mit.
- Wende dich einer höheren Macht zu und verstehe, dass es da etwas gibt, was dem Ganzen »Sinn« verleiht.
- Nutze jede künstlerische Ausdrucksform, um deinen Gefühlen Raum zu geben.
- Erinnere dich daran, dass es in jedem Labyrinth einen Ausweg gibt.

DEIN WOCHENFAZIT

Was ist mir diese Woche gut gelungen?

....

....

....

Was kann ich in die nächste Woche mitnehmen?

....

....

....

Wofür bin ich diese Woche dankbar?

....

....

....

AFFIRMATIONEN

Hoffnung ist meine Kraftquelle.
Ich bin hoffnungsvoll.

52. WOCHENIMPULS

VERÄNDERUNG

Ziel der Woche: Veränderung gehört zu meinem Leben.

WORUM ES IN DIESER WOCHE GEHT

Wir blicken auf ein Jahr des Wandels zurück. Durch jeden einzelnen Wochenimpuls haben wir uns Stück für Stück verändert. Da die Welt im Wandel bleibt, sollten wir uns auch über dieses Buch hinaus immer weiter wandeln. Wir haben erfahren, dass es Zeit und Einsatz bedarf, sich zu verändern. Zusätzlich haben wir gelernt, uns aktiv zu unterstützen, mit Veränderungen und Herausforderungen besser klarzukommen. In einer sich rasch verändernden Welt brauchen wir unbedingt die Lust auf Neues. Unseren Geist unterstützen wir optimal, indem wir uns eine bekräftigende Vision oder Absicht von dem, was sich in unserem Leben zum Besseren verändern soll, vorstellen. Wer und wo werde ich sein, wenn ich aus der Fülle schöpfe? Wir machen uns ein möglichst konkretes Bild davon, wie unser Leben in unserer Vision aussieht, wie wir sein werden. Jede Form von heilsamen Absichtserklärungen, die wir uns immer wieder innerlich vor Augen führen, energetisiert uns, und Wandlung entsteht.

Imagination hilft uns, mit dem Leben spielerisch zu jonglieren. Doch von der Theorie bis zur Umsetzung in die Praxis bedarf es weiterhin der Übung. Daher brauchen wir Geduld und müssen dranbleiben, damit unsere Seele und unser Körper in ein neues Gleichgewicht kommen können.

MEIN WOCHENCHECK

Bevor es losgeht, beantworte dir die folgenden Fragen:

Welche Form von Veränderung tut mir gut?

....

....

....

Was hilft mir, in meine Kraft zu kommen?

....

....

....

Wo blockiere ich meine Kraft?

....

....

....

Wie gehe ich emotional, körperlich und mental mit Veränderungen um?

....

....

....

DER WOCHENIMPULS

Diese Woche dient dazu, deinen Willen zur Veränderung weiter zu bestärken. Wenn du etwas in dir verändern willst, dann braucht es eine präzise und klare Absicht, damit die Energie deiner Aufmerksamkeit folgen kann. Sei kreativ: Schreibe, male, erstelle eine Collage oder ein sogenanntes Vision Board mit deiner Absichtserklärung für Veränderungen in deinem Leben. Nimm dir Zeit für deine Absichtserklärung. Es geht schließlich um nichts weniger als um dich!

Wer bist du, wenn du ein Bild von dir ganz frei wählen könntest? Denk dich groß. Stelle dir nur das Beste für dich und deine Gesundheit vor und nimm genau diesen Zustand als gegeben an. Verbinde deine Absicht mit so vielen guten Gedanken wie möglich. Bekräftige alles mit einem starken Gefühl der Freude. Fühle, wie es sein wird, wenn deine Veränderung Realität geworden ist, und verhalte dich in dieser Woche so, als ob diese Realität schon eingetroffen wäre.

Wenn du Lust hast, mache ein kleines Ritual für dich daraus. Zünde zum Beispiel eine Kerze für dich und deine Vision an oder pflanze Samen in die Erde für deinen Mut, die Veränderung zu initiieren. Und konkretisiere deine Absicht so genau wie möglich: Wenn du zum Beispiel im Job einen Wandel möchtest, dann schreibe detailliert auf, welche Tätigkeiten dir vorschweben und welche du nicht mehr tun möchtest. Wenn du beweglicher werden oder mehr Sport treiben willst, plane realistisch, in welchen Zeitfenstern das möglich ist. Denke dich als sportlichen Menschen.

TIPPS FÜR DEN ALLTAG

- Beziehe die Bilder deiner Absichtserklärung so oft wie möglich in deine Gedanken ein.
- Gehe auch auf emotionaler und körperlicher Ebene in Kontakt mit deiner Absicht.
- Benenne häufig, weshalb dir deine Absicht wichtig ist.
- Vertraue dir und glaube an dich.
- Bleibe dir treu und gib nicht auf, wenn Zweifel kommen und deine Geduld gefordert ist.
- Erinnere dich immer wieder daran: Deine Seele und dein Körper brauchen Zeit für Veränderung.
- Schau dir deine Absichtserklärung in den nächsten Wochen oft an. Füge hinzu oder entferne, was sich nicht stimmig anfühlt.
- Erzähle deinen Freundinnen und Freunden von deiner Absicht und bitte sie, dich zu motivieren.
- Suche dir Verbündete, die auch Lust an Veränderung haben und die vielleicht sogar mit dir zusammen Teile ihres Lebens reloaden möchten.

MEIN WOCHENFAZIT

Was ist mir diese Woche gut gelungen?

....

....

....

Was kann ich in die nächste Woche mitnehmen?

....

....

....

Wofür bin ich diese Woche dankbar?

....

....

....

AFFIRMATIONEN

Veränderung tut mir gut.
Ich vertraue dem Wandel.

MONATSRESÜMEE

Warte nicht darauf, dass Menschen dich anlächeln; zeige ihnen, wie es geht.

Astrid Lindgren

Welche Einsichten habe ich in den letzten vier Wochen gewonnen?

....

....

....

....

....

Ein Thema, das ich in mein Leben einladen möchte:

....

....

....

....

....

Welche waren meine größten Glücksmomente mit mir selbst?

....

....

....

....

....

Meine Notizen:

....

....

....

....

....

....

....

....

....

NACHKLANG: MEINE ERFAHRUNGEN BEIM SCHREIBEN DIESES BUCHES

Liebe Mitreisende,
wie die meisten von uns hat auch mich die Pandemie angestrengt. Das aktuelle Weltgeschehen, der Krieg mitten in Europa, die finanzielle Not vieler Menschen, der rasante Klimawandel ... All das erschüttert mich zutiefst. Die Monate und Jahre der Verunsicherungen sind an mir nicht spurlos vorbeigezogen.

So war es für mich an der Zeit, mich neu zu erfinden und Altes auf den Prüfstand zu stellen, um schließlich eine Bestandsaufnahme meines Energiehaushaltes zu machen. Mein Ziel war es, aus der Anstrengung herauszukommen, um wieder eine freudvolle Perspektive auf mein Leben zu haben.

Mein Buch hat mir geholfen, mich zu hinterfragen. Jede Woche gab es eine neue Erinnerung: Ich muss mich mehr um mich kümmern, wenn ich den Belastungen des Alltags – im Job und im Privaten – standhalten möchte. Ich habe anderen gegenüber Grenzen gesetzt, was mir nicht immer leichtfiel. So mancher Wochenimpuls hat mich zum Aufräumen angespornt. Und ich habe wieder einmal bemerkt, wie gut es ist, Dinge auf das Einfachste zu reduzieren. Ich habe wiederholt meine Glaubenssätze hinterfragt und festgestellt, dass trotz diverser Fortbildungen noch einiges ausbaufähig ist. Ich bin froh, gerade in dieser Zeit des Wandels über unser Energiedepot geschrieben zu haben.

Ich hoffe sehr, dass mein Programm auch dir hilft, wieder in deine Mitte zu kommen und dich jede Woche aufs Neue an den Kontakt zu dir selbst zu erinnern.

Von Woche zu Woche wünsche ich dir viel herausfordernden Spaß und Erfolg beim RELOADEN. Ich hoffe, dich auch bei einem meiner RELOAD-Workshops live oder online demnächst kennenzulernen.

Alle Infos findest du auf: *www.talamohajeri.com*

Eure Tala

DANKE

Diese Menschen haben mich während des Schreibprozesses reloaded:

Steffi Habersaat, du bist einfach die beste Freundin der Welt. DANKE einfach für ALLES.

Sabrina Otto, ohne dich wäre ich nicht auf Spur gekommen, danke für deinen scharfen Verstand und deine Tipps.

Meinem Goldschatz Christian Klepp danke ich für Motivation und die Freude am Vorlesen.

Mein Dank gilt auch meiner Schwester Kaabeh Mohajeri für ihr großzügiges Herz und ihre Hilfe! Meiner Schwester Shila Vafai danke ich für ihre Liebe! All eure Worte und Liebe haben mir sehr viel Kraft gegeben.

Dieses Buch wäre nicht ohne die tatkräftige Unterstützung meiner Agenten und Freunde Peter Käfferlein, Olaf Köhne und Achim Pauly zustande gekommen. Danke für eure wertvollen Tipps und euren unermüdlichen Einsatz für mich! Ihr seid die Besten! Dem Irisiana Verlag, insbesondere Inga Heckmann und Maren Richter, danke ich für ihr Vertrauen und die schöne Zusammenarbeit.

Meine tiefe Verbundenheit und mein Dank gehen darüber hinaus an Baltasar Balz, Birgitt Schnorrenberg, Felix Eckardt, Hanna Lipp, Ivonne Kampe, Steffi Lautz, Doris Löwisch und Irma Kaiser. Ich danke auch meinem Kater Jupiter und meiner Hündin Thelma, ihr seid Zen-Meister der Entspannung.

Allen Menschen, die den Weg zu mir finden, danke ich für ihr Geschenk des Vertrauens.